Ueber

die Folgen der Verletzungen

auf

Eisenbahnen

insbesondere

der Verletzungen des Rückenmarks.

Mit Hinblick auf das Haftpflichtgesetz

dargestellt

von

Dr. Johannes Rigler,
pr. Arzt etc.

Berlin,
Druck und Verlag von G. Reimer.
1879.

Vorwort.

Wenn ich es wage, in Nachstehendem das Ergebniss von Untersuchungen, zu denen ich durch zufällige Umstände veranlasst wurde, der Oeffentlichkeit zu übergeben, so geschieht dies lediglich in der Hoffnung, durch meine Mittheilungen möglicherweise zur weiteren Klärung eines bisher weniger durchforschten und doch in mehrfacher Beziehung überaus interessanten Gebietes anzuregen.

Ueber die nächsten Ziele, sowie den Plan der Arbeit, berichtet die einleitende Vorbemerkung; hier genüge es anzudeuten, wie äusserst schwierig es war, das in umfangreichen Acten zerstreute und durch vielfache Nachforschungen erst zu ergänzende Material zu sammeln, um meine Darlegungen der Nachsicht des Lesers und einer milden Beurtheilung zu empfehlen.

Berlin 15. Januar 1879.

Dr. Johannes Rigler,
pract. Arzt etc.

Inhalts-Verzeichniss.

Abschnitt II.

Abtheilung III.

Einleitung.

Die ausserordentliche Gewalt der in dem Betriebe von Eisenbahnen zur Verwendung kommenden Kräfte, die unvorsichtig gehandhabt so leicht zerstörende Wirkungen auch auf Leben und Gesundheit von Personen herbeiführen kann, hatte frühzeitig schon die Aufmerksamkeit der Gesetzgebung auf sich gelenkt, deren Aufgabe es ist, für die Sicherheit jeden Besitzes, vor Allem auch des der Gesundheit zu sorgen.

Ausgehend von der Erwägung, dass der Grösse der Gefahr auch die Verantwortlichkeit des Unternehmers entsprechen müsse, wurden bereits durch § 25 des ersten Preussischen Gesetzes über die Eisenbahn-Unternehmungen vom 3. November 1838 die Eisenbahn-Gesellschaften haftbar gemacht für allen Schaden, welcher bei der „Beförderung" entstand. Obgleich dem Vorbilde Preussens alsbald auch die Gesetzgebungen in einigen anderen Staaten Deutschlands folgten, so erschienen dennoch die Anordnungen des Preussischen Gesetzes theils nicht umfassend genug, theils auch gewährte die Mehrzahl der deutschen Rechtsbestimmungen dem Geschädigten keine oder doch nur eine ungenügende Garantie.

Unter diesen Umständen beschloss der deutsche Reichstag, auf Grund einer betreffenden Petition, die Revision und einheitliche Reform auf dem Gebiete der Schaden-Ansprüche von Privat-Personen bei unverschuldeten Unglücksfällen etc. als eine wirthschaftliche, sociale und politisch-sittliche Pflicht des deutschen Staates anzuregen, um den durch das Preussische Gesetz dem Geschädigten gewährten Entschädigungs-Anspruch zu verallgemeinern und zugleich die Möglichkeit vertragsmässiger Abänderung dieser Vorschriften überall auszuschliessen.

Nach eingehender Erörterung, und nicht ohne auch einer wohlbegründeten Opposition zu begegnen, kam das Reichsgesetz in Bezug auf die Haftpflicht am 7. Juni 1871 zu Stande, erweiterte in hohem Grade den Kreis der zur Entschädigungs-Klage Berechtigten, indem es die Haftverbindlichkeit der Gesellschaften auf alle Unfälle in dem gesammten „Betriebe" der Bahnen ausdehnte, regelte das Maass der Entschädigung, welche zuvor fast niemals einen ausreichenden Ersatz für die Einbusse des Beschädigten aus zeitiger oder dauernder Arbeitsunfähigkeit, beziehungsweise den Hinterbliebenen aus dem Verluste ihres Ernährers geboten hatte, lenkte aber auch gleichzeitig die allgemeine Aufmerksamkeit auf Bestimmungen hin, welche bis dahin theilweise gewissermaassen in der Partikular-Gesetzgebung verborgen gewesen waren.

Das Streben der Unternehmer, die schweren Folgen der verschärften Haftpflicht von sich abzuwenden, das entgegengesetzte Verlangen des Publikums, wenn irgend möglich, die Vortheile des neuen Gesetzes in Anspruch zu nehmen[1]), hatten die heftigsten Controversen über Sinn und Tragweite jeder einzelnen Bestimmung des Gesetzes bei den Gerichten zur Folge und in zahlreichen, auf Grund des neuen Reichs-Gesetzes angestrengten Prozessen wurden der richterlichen Interpretation Fragen unterbreitet, die in den verschiedenen Instanzen die verschiedenste Beantwortung fanden und zu den widersprechendsten Aussprüchen Anlass gaben.

Ungleich grössere Schwierigkeiten aber, als dem Richter, traten in der Mehrzahl derartiger Streitfragen den begutachtenden Aerzten entgegen, denen es oblag, zunächst das Fundament etwaiger Entschädigungs-Ansprüche: das Vorhandensein und die Bedeutung einer erlittenen Beschädigung festzustellen, oder nachzuweisen, ob zwischen einem vorhandenen Leiden und dem etwa erlittenen Unfall auch wirklich ein ursächlicher Zusammenhang bestehe. Häufig handelte es sich hierbei um Zustände, die sich objectiver Beur-

---

[1]) In den ersten 3 Jahren wurden auf Grund des Gesetzes von 30 Preussischen Bahnen beinahe 2 Millionen Mark von Entschädigungsgeldern gezahlt cf. das Reichshaftpflicht-Gesetz von Dr. G. Eger, Breslau 1876.

theilung mehr oder weniger leicht entziehen, und sehr begreiflich erscheint es in Folge dessen, wenn auch unter den begutachtenden Aerzten oftmals die auffälligsten Meinungsverschiedenheiten sich geltend machten. Obgleich auch in England die Gesetzgebung betreffs der civilrechtlichen Haftung der Eisenbahnen bei Körperverletzungen und Tödtungen nur langsam und stückweise gedieh, wobei wir des höchst sonderbaren Versuchs einer Klassificirung der Passagiere gedenken wollen, der zufolge ein Passagier I. Klasse auf 1000 Pfd., ein solcher II. Klasse auf 500 Pfd., ein desgleichen III. Klasse auf 300 Pfd. Sterling gewerthet wurde, so war dennoch die Haftverbindlichkeit bei Weitem früher, als in Deutschland, in umfassender Weise gesetzlich geregelt und von dem industrielleren Publikum reichlich in Anspruch genommen. Demgemäss hatte sich auch die Aufmerksamkeit der Aerzte frühzeitig schon auf die hierbei in Betracht kommenden Fragen gerichtet, vor Allem auf das Studium der Erschütterungen des Rückenmarks, wie solche besonders häufig bei Eisenbahn-Unfällen bewirkt werden sollen, und sind ausser dem Werke J. Erichsen's „On railway and other injuries of the nervous system, London 1866", welches in erweiterter Form und unter verändertem Titel 1875 neu erschien, auch von Morris, Syme, Savory, J. A. Lidell u. A. hierauf bezügliche Arbeiten veröffentlicht worden, während in Deutschland bisher nur wenige derartige Fälle (cfr. Berliner klinische Wochenschrift 1876 No. 20 und Archiv für Psychiatrie und Nervenkrankheiten 1877, 1. Heft pag. 32 ff.) zur öffentlichen Kenntniss gelangten, und erst in neuester Zeit durch Leyden (Klinik der Rückenmarks-Krankheiten Berlin 1874 Band II, Abtheilung I, pag. 99 ff.) der „railway spine" eine besondere Beachtung zugewendet wurde. Ueberhaupt ermöglichte es zunächst wohl das klassische Werk dieses ausgezeichneten Klinikers dem practischen Arzte, sich aus dem Dunkel herauszuarbeiten, welches bisher gerade für ihn die Pathologie des Rückenmarks umhüllte.

Doch nicht allein in Fällen angeblich erlittener Rückenmarks-Erschütterung ist unter Umständen die ärztliche Beurtheilung in so besonderer Weise erschwert, häufig ist sie es auch, wo es sich um die relativ einfachsten Formen der Beschädigung, um äusserlich sichtbare Verletzungen handelt, oder wo angeblich ein anderweitiges inneres Leiden mit dem erlittenen Unfall in Zusammenhang gebracht wird. Wie nun die Erkrankungen des Rückenmarks, welche durch Eisenbahn-Unfälle veranlasst werden, sich im Wesentlichen nicht unterscheiden von solchen, die im gewöhnlichen Leben auch sonst wohl entstehen können, wie auch die sonstigen Verletzungen, welche durch derartige Unfälle bedingt sind, eines specifischen, mit ihrer Entstehung zusammenhängenden Charakters entbehren, wie also somit die gleichen Fragen auch bei der criminalistischen Rechtspflege dem Arzte entgegentreten können, so ist dennoch im praktischen Interesse ebenso gerechtfertigt, von den „Verletzungen auf Eisenbahnen" im Allgemeinen als von etwas Eigenartigem zu reden, wie die von den Engländern gewählte Bezeichnung „railway spine" für alle Affectionen des Rückenmarks, welche bei Gelegenheit eines Eisenbahn-Unfalles entstanden, durchaus dem practischen Bedürfniss entsprach.

Bei einer Gesammtbeförderung von beinahe 205 Millionen Reisender auf allen deutschen Bahnen im Jahre 1876 wurden, nach Ausweis der deutschen Eisenbahn-Statistik, durch Unfälle bei der „Beförderung", 3 Reisende, 18 Bahnbeamte und Arbeiter getödtet, 69 Reisende und 212 Bahnbeamte und Arbeiter mehr oder minder schwer verletzt. Ausserdem wurden in demselben Jahre, mit oder ohne eigenes Verschulden, in dem gesammten anderweitigen Betriebe sämmtlicher deutscher Bahnen: 675 Personen getödtet und 1275 beschädigt. Obgleich somit nur der bei Weitem geringere Theil der überhaupt vorgekommenen Personen-Beschädigungen durch Unfälle bei der Beförderung selbst sich zutrug, so werden wir dennoch nur diesen letzteren unsere Aufmerksamkeit zuwenden, weil sie allein die recht eigentlichen Eisenbahn-Unfälle repräsentiren, während die sonst im Bahnbetriebe vorkommenden Ereignisse, bei denen Beschädigungen an Personen vorfallen, durchaus analog ähnlichen Vorkommnissen im Fabrik- und Maschinenwesen erscheinen. Wir werden ausserdem Fälle von nur vorübergehender Arbeitsunfähigkeit, oder solche, die unmittelbar den Tod herbeiführten, event. nur nebensächlich bemerken, unser Hauptaugenmerk aber auf diejenigen Fälle beschränken, in denen aus der erlittenen Beschädigung eine dauernde Beeinträchtigung der Arbeitskräfte entstanden sein soll.

Unfälle bei der Beförderung auf Eisenbahnen gehen hervor entweder aus Zusammenstössen oder aus Entgleisungen. Erstere sind gradweise ausserordentlich verschieden, je nach der Heftigkeit, mit der sie erfolgen, von dem leichteren Auflaufen einzelner Fahrzeuge auf stillstehende Wagen oder andere, genügenden Widerstand bietende Gegenstände, bis zu dem verhängnissvollen Aufeinanderrennen zweier in entgegengesetzter Richtung laufender Züge. Mehr oder weniger umfassende Zertrümmerungen der Fahrzeuge sind bei heftigen Zusammenstössen unvermeidlich, wodurch alsdann äusserliche, oft sehr schwere Verletzungen an Personen, Zerschmetterungen und Abtrennungen ganzer Gliedmaassen veranlasst werden, während bei Zusammenstössen leichterer Art, bei denen Beschädigungen von Fahrzeugen nicht oder nur in geringem Maasse eintreten, ernste chirurgische Verletzungen ausgeschlossen, hingegen leicht noch die Bedingungen gegeben sind, um Erkrankungen des Rückenmarks bei einzelnen der an dem Unfall Betheiligten herbeizuführen. Bei der grossen Schnelligkeit der Fortbewegung erfolgt bei Zusammenstössen die Zertrümmerung der Wagen, falls sie überhaupt veranlasst wird, so momentan, dass der Stoss als solcher sich kaum fortpflanzen kann, vielmehr seine Kraft in der Zerstörung der Fahrzeuge erschöpft, und wenn Erichsen behauptet, dass ein Mensch, welcher bei einem Eisenbahn-Unfall einen Knochenbruch davonträgt, keine Erschütterung des Rückenmarks erleide, weil sich bei ihm die Kraft des Stosses in Bewirkung der Fractur erschöpfte, so scheint diese Deutung einer Thatsache, für deren Richtigkeit allerdings die Erfahrung spricht, etwas gewagt, und dürfte der Grund viel eher in den angeführten Verhältnissen zu suchen sein. Wir werden später noch einmal Gelegenheit haben, auf diesen Punkt ausführlicher zurückzukommen.

Entgleisungen, die häufigste Form der Eisenbahn-Unfälle, welche darin bestehen, dass ein einzelner Wagen oder ein ganzer Zug während der Fahrt vollständig oder theilweise von den Schienen geräth, können an und für sich kaum einen besonders schädlichen Einfluss auf den Körper eines in dem entgleisten Wagen Befindlichen ausüben. Die Räder des betreffenden Fahrzeuges springen von Schwelle zu Schwelle, wobei rasch auf einander folgende Stösse erfolgen, die jedoch durch die starken Federn der Wagen, resp. die Polsterung der Sitze gemildert werden. Da nun die in einem solchen Wagen befindlichen Personen von den einzelnen Erschütterungen ganz universel und etwa in derselben Art, nur intensiver, getroffen werden, wie dieses im gewöhnlichen Leben bei schnellem Fahren in einem federlosen Fuhrwerk auf schlechtgepflasterten Wegen geschieht, wobei der Körper allerdings stark geschüttelt wird, so kann wohl, wie nach ungewohntem Reiten, zumal wenn das Ueberspringen von Schwelle zu Schwelle längere Zeit andauerte, allgemeine Abgeschlagenheit und Schmerzhaftigkeit in der gesammten Muskulatur noch einige Zeit nachher bei den hierbei Betheiligten sich bemerklich machen, gewiss höchst selten aber, und wohl nur unter Hinzutreten ganz besonderer Umstände — direct gegen einen bestimmten Körpertheil gerichteter Stösse, Aufschlagen fester Gegenstände etc., wovon stets sichtbare Spuren an dem Orte des erlittenen Insults zurückbleiben müssen! — wird bei dem Einen oder Andern eine ernstliche und dauernde Schädigung der Gesundheit veranlasst werden.

Seit einigen Jahren als Arzt an einer der hiesigen Eisenbahnen thätig, hatte der Verfasser mehrfach Gelegenheit, sich gutachtlich über die Folgen von Verletzungen, die angeblich bei Eisenbahn-Unfällen entstanden waren, zu äussern. Angesichts der grossen Verantwortung, deren er sich dabei bewusst wurde, sowie der Schwierigkeit, in einzelnen Fällen zu einem bestimmten und sicheren Urtheil zu gelangen, hielt er es für Pflicht, den hier in Betracht kommenden Fragen näher zu treten, und unterzog sich einem sorgfältigen Studium des sich bei der betreffenden Bahn darbietenden Materials, dabei nicht allein einen Ueberblick über eine längere Reihe von Jahren gewinnend, sondern auch die Erfahrungen vieler Beobachter für die eigene Belehrung nutzbar machend. Höchst unerwartet und überraschend war nun das bei diesen Untersuchungen zunächst sich ergebende Resultat, dass, während bei der Beförderung auf der betreffenden Bahn von ihrer Begründung an bis zum Juni 1871: 19 Zusammenstösse und 15 Entgleisungen sich zugetragen hatten, bei diesen Unfällen angeblich nur 6 Personen eine dauernde Beschädigung ihrer Gesundheit erlitten haben sollten, dass hingegen vom Juni 1871 bis Ende 1876 bei 12 Zusammenstössen und 7 Entgleisungen angeblich 30 Personen in gleicher Art beschädigt wurden, dass also mit Emanation des Haftpflichtgesetzes die Zahl der Eisenbahn-Invaliden relativ auf **das Neunfache** gestiegen ist. Ausdrücklich ist hierbei zu bemerken, dass die mechanischen Momente bei den betreffenden Unfällen in beiden Zeitabschnitten genau dieselben waren, ja dass sogar die heftigeren Zusammenstösse in früherer Zeit bei zum Theil eingeleisiger Beschaffenheit der Bahn häufiger vorkamen, und dass das wirkliche Vorhandensein der erlittenen Beschädigung, resp. die schwere Bedeutung, die derselben von den Verletzten beigelegt wurde, selbst bei den vor 1871 beschädigten 6 Personen keineswegs unzweifelhaft feststeht.

Bei 15 Entgleisungen vor 1871, unter denen 2 Mal die Entgleisung eines ganzen Zuges in voller Fahrt stattfand, trugen sich angeblich 2 Verletzungen zu, die dauernden Nachtheil für die Betreffenden zurückliessen (cfr. Fall X und XVII), während bei 7 Entgleisungen nach 1871: 12 Personen (cfr. Fall II, VI, XIII, XVIII—XX, XXVII, XXXIV—XXXVIII) in solchem Grade beschädigt wurden, dass sie auf Grund der erlittenen Verletzung vollständig erwerbsunfähig geworden zu sein vorgaben. Und während aus 19 ernsten Zusammenstössen vor 1871 angeblich 4 Mal (cfr. Fall IX, XIV, XXII, XXIII) dauernde Erwerbsunfähigkeit bei den dabei Verletzten sich ergab, veranlassten 12 Zusammenstösse nach 1871 (von denen 3 sich auf ganz leichtes Auflaufen von Wagen beim Rangiren beschränkten!) eine solche angeblich in 18 Fällen (cfr. Fall I, III, V, VII, VIII, XI, XII, XIV, XXI, XXV, XXVI, XXVIII—XXXIII).

Es wären demzufolge seit 1871 die Zusammenstösse: 7 Mal, die Entgleisungen: 12 Mal so gefährlich geworden, wie sie es vordem waren, ein Sachverhältniss, welches keine andere Deutung gestattet, als dass vielfach die durch das Gesetz verschärfte Haftverbindlichkeit der Eisenbahn-Gesellschaften von Solchen missbräuchlich in Anspruch genommen wurde, bei denen keine oder doch keine so ernste Verletzung vorlag, wie die Betreffenden es von sich glauben zu machen wussten.

Unter diesen Umständen schien es nicht unzweckmässig, die einzelnen Fälle eingehender zu prüfen, wobei sich ergab, dass angebliche Erwerbsunfähigkeit entstanden sein sollte, 2 Mal in Folge äusserer Verletzungen, 6 Mal in Folge vermeintlicher Verletzung innerer Organe, 6 Mal in Folge sicher constatirter traumatischer Erkrankungen des Rückenmarks; 8 Mal lag nachweisbar Simulation traumatischer Rückenmarks-Krankheiten vor, 14 Mal endlich erschien das Vorhandensein, resp. die Natur des behaupteten, gleichfalls das Rückenmark betreffenden Leidens zweifelhaft.

Von 36 Fällen beziehen sich somit, gleichgültig, ob dieselben in Bezug auf die Diagnose sicher festgestellt, zweifelhaft oder als simulirt erkannt sind, 28 auf das Rückenmark, und sehr bemerkenswerth ist es, dass diese Fälle sämmtlich Beamte der Eisenbahn oder der Post betrafen, dass nur ein einziger Fall bald vorübergehender Arbeitsunfähigkeit in Folge von Erschütterung des Rückenmarks auf Seiten des reisenden Publikums zur Beobachtung kam.

Bei dieser Präponderanz angeblich oder wirklich vorhandener Affektionen des Rückenmarks nach Eisenbahn-Unfällen und bei dem ganz besonderen Interesse, welches grade diese Erkrankungsformen in neuerer Zeit gefunden, schien es zweckmässig, denselben eine gesonderte Betrachtung zuzuwenden, zuerst aber unter Anknüpfung einiger Bemerkungen alle übrigen Fälle in möglichster Kürze, wenn schon in aktenmässiger Genauigkeit, mitzutheilen.

Abschnitt I.

Die äusseren Verletzungen, sowie die Verletzungen innerer Organe, mit Ausnahme der Läsionen des Rückenmarks.

Alle Verletzungen, selbst die scheinbar leichteren, welche durch Eisenbahn-Unfälle veranlasst werden, erhalten unter Umständen dadurch eine besondere Bedeutung, dass sich bei ihnen, relativ nicht selten, der Einfluss des „Shock" bemerklich macht.

Meist zwar gehen die Erscheinungen desselben sehr bald vorüber, oft aber dauern sie längere Zeit an, können jederzeit einen letalen Ausgang herbeiführen und scheinen fast stets einen nachtheiligen Einfluss auf die Heilung der Verletzung auszuüben.

Der 56jährige, bisher gesunde Chaussée-Aufseher T. erlitt am 21. November 1863, bei Gelegenheit eines Zusammenstosses zweier Eisenbahnzüge, auf deren einem er sich als Passagier befand, eine Contusion der Tibia des linken Unterschenkels. Trotz der scheinbar höchst unbedeutenden Verletzung machte der Allgemein-Zustand des Beschädigten seine Weiterbeförderung unmöglich, er wurde in das Krankenhaus der nahen Station gebracht, wo er, trotz sorgsamster Pflege, unter fortwährend sich steigernder Schwäche und anhaltender Verschlechterung der Wunde, am 16. Dezember ejusd. ann. seinem Leiden erlag. Da sich sonst für den letalen Ausgang absolut kein Anhalt finden liess, dürfte derselbe mit Recht dem erlittenen Shock zur Last gelegt werden, dessen erste Erscheinungen sofort nach der Verletzung sich in so auffälliger Weise bemerkbar machten.

Hood[1]) beobachtete, dass nach Eisenbahn-Unfällen, lediglich in Folge des dabei erlittenen Schrecks und der allgemeinen Erschütterung des Körpers, ohne dass sonst eine Verletzung vorhanden war, grosse und andauernde Schwäche der Herzthätigkeit vorkam und allgemeines Darniederliegen der Kräfte, Neigung zu Ohnmachten etc. selbst Jahre hindurch bestehen blieb.

Für die Richtigkeit dieser Beobachtung scheint der Fall einer Frau P. zu sprechen, welche im October 1873 bei einem Eisenbahn-Unfall bei B. betheiligt war. Ohne irgend welche Verletzung davongetragen zu haben, erkrankte alsbald die früher rüstige und gesunde Frau, an hysterischen Beschwerden und einer so hochgradigen allgemeinen Schwäche und Hinfälligkeit, dass sie Monate hindurch ihren häuslichen Obliegenheiten nachzugehn verhindert wurde und sich, wenngleich vollständig, so doch nur sehr langsam wieder erholte.

Es kann nicht unsere Aufgabe sein, den Versuch einer Erklärung des Shock zu wagen, wir verweisen in Bezug hierauf auf die treffliche Abhandlung H. Fischer's (in Volkmann's Sammlung klinischer Vorträge 1871, Heft 10), sowie auf Leyden's Auseinandersetzungen (Klinik der Rückenmarks-Krankheiten Band I, pag. 172 ff. und Band II, pag. 106). Hier genüge mitzutheilen, dass, während Fischer den Shock für eine durch traumatische Erschütterung bedingte Reflexlähmung der Gefässnerven, besonders des Splanchnicus und durch letztere herbeigeführte Stagnation der gesammten Blutmenge in den Gefässen des Unterleibs erklärt, Leyden denselben auf eine directe Affektion des Rückenmarks zurückführt und die Erklärung, welche Goltz von der Reflexhemmung giebt, auch auf ihn angewendet wissen will, dass nämlich ein heftiger Reiz, gleichgiltig ob er das Rückenmark direct oder indirect, durch Vermittelung peripherer Nerven betreffe, in demselben eine Molekularbewegung hervorrufe, durch welche eine Funktionsstörung veranlasst wird, eine Reflexhemmung, welche ihren Einfluss nicht allein auf Motilität und Sensibilität, sondern auch auf Respiration und Circulation äussere.

---

[1]) Lancet d. d. 27. Februar 1875, cfr. Berliner Klinische Wochenschrift, 12. Jahrg., Berlin 1875, pag. 209.

Dass ein heftiger Schreck allein den Shock, selbst mit tödtlichem Ausgang, bewirken kann, darf nicht Wunder nehmen, da jedes Erschrecken ohne einen heftigen und plötzlichen Sinneseindruck unmöglich ist, der Schreck also stets mit einer starken Erregung peripherer Nerven beginnt. — Ob jedoch durch den Shock eine dauernde Affektion des Rückenmarks veranlasst werden kann, ist, trotz einzelner Mittheilungen in der Literatur, die dieses zu beweisen scheinen, noch keineswegs als sicher festgestellt zu erachten. Selbst die von Kohts (Berliner Klinische Wochenschrift, 4. Jahrgang, 1873, pag. 277 ff.) angeführten Beobachtungen sind nicht überzeugend. Auf die, angeblich in Folge von Schreck, während der Belagerung von Strassburg im Jahre 1870, an chronischen Rückenmarksleiden Erkrankten hatten, ausser der einmaligen besonders heftigen psychischen Alteration lange Zeit hindurch deprimirende Geistesaufregungen, mannigfache Entbehrungen, sowie vor Allem vielfach der dauernde Aufenthalt in feuchten und festverwahrten Kellern nachtheilig eingewirkt. Bei zweien der Patientinnen hatte der Schreck zunächst eine Suppressio mensium herbeigeführt, die wohl richtiger als nächste Ursache des später constatirten Rückenmarksleiden anzusehn sein dürfte (cf. Leyden l. c. Band I, pag. 365), im dritten Falle war mit dem Schreck ein heftiges Hinstürzen der betreffenden Frau auf das Steinpflaster verknüpft; der vierte Fall endlich, in welchem Myelomalacie als Folge des gehabten Schrecks gedeutet wird, betraf einen im oberen Brusttheil Kyphotischen und dürfte dieserhalb gleichfalls zu beanstanden sein (cf. Leyden l. c. Band I, pag. 213 ff.).

Quetschung und Erschütterung der Brust und des Leibes, namentlich auch der Hoden, Contusion der Knochen, starker Blutverlust begünstigen das Auftreten des Shock[1]), namentlich aber sehen wir ihn entstehen, wenn die verletzende Gewalt mit breiter Fläche

[1]) In Betreff desselben sei hier auch hingewiesen auf die äusserst interessanten und wichtigen Arbeiten Nussbaum's („Ueber den Shock grosser Verletzungen etc.“ München 1877) und seines Schülers Dr. Halm („Beiträge zur Lehre von der Fettembolie“ München 1876), denen zufolge viele Fälle von vermeintlichem Shock zurückzuführen sind auf Fettembolie, welche namentlich nach Knochenverletzungen oft ausserordentlich schnell eintritt und in kürzester Zeit den Tod herbeiführen kann.

stumpfwinkelig auf den Körper auftraf, wie dieses bei Eisenbahn-Unfällen so leicht der Fall sein kann, zumal bei ihnen das Unerwartete und Plötzliche der Katastrophe, mehr oder minder auch bei kräftigeren Naturen, eine psychische Prädisposition bedingt.

Unter diesen Umständen ist bei Allen, die bei einem Eisenbahn-Unfall betheiligt waren, das Augenmerk zunächst stets auf den Shock zu lenken und bei etwaigem Vorhandensein von Verletzungen auf ihn besonders Rücksicht zu nehmen.

Nicht mit der Schwere der Verwundung und dem bestandenen Blutverlust in Einklang zu bringende Hinfälligkeit des Verletzten, frequenter, dabei schwacher und intermittirender Puls, starrer glanzloser Blick, verfallenes Gesicht, Bleichheit der sichtbaren Schleimhäute, kalter Schweiss, tiefe seufzende Athemzüge, oder auch der Ausdruck höchster Angst, Unruhe und Zittern bei allen Bewegungen, wie im Schüttelfrost, mehr oder weniger deutlich ausgesprochene Herabsetzung der Sensibilität sind allemal sehr beachtenswerthe Erscheinungen, welche zur Vorsicht auffordern und nicht allein jeden sofortigen operativen Eingriff, mit Ausnahme der etwa erforderlichen Sistirung heftiger Blutungen, sondern auch die Anwendung des Chloroforms und der Narcotica auf das Allerbestimmteste contraindiciren. Hier beschränke sich das ärztliche Handeln vorerst auf passende Lagerung, event. Erwärmung des Verletzten, Darreichung milder Excitantien, unter denen kleinere Gaben Opium besonders dienlich sein dürften, Sinapismen etc. Häufig auch erscheinen Verletzungen in Folge des ungünstigen Allgemeinbefindens, welches man fälschlich ihnen, anstatt dem gleichzeitig eingewirkt habenden Shock, zur Last legte, anfänglich ernster, als sie in Wirklichkeit es sind, und selbst wo absolut keine anatomische Läsion vorliegt, kann der Shock in der ersten Zeit nach dem Unfall leicht den Verdacht einer inneren Verletzung, speciell einer Verletzung des Rückenmarks, erwecken, das Urtheil erschweren und dauernd befangen halten, da unter seiner Vermittelung auch gern jener eigenthümliche Zustand sich entwickelt, welchen wir als „Spinalirritation" zu bezeichnen pflegen, und dessen Unterscheidung von organischen Rückenmarkskrankheiten, wie wir im weiteren Verlaufe unserer Untersuchungen finden werden, oft so besonders schwierig erscheint. — Wir sehen also, wie leicht die Umstände in der Begutachtung hierher gehöriger Fälle Täuschungen herbeiführen können, zumal Gewinnsucht und nicht selten auch Selbstbetrug in gleicher Richtung wirken. Wie aber auch bei den scheinbar einfachsten Formen von Verletzungen es grösster Vorsicht im Urtheil bedarf, wie namentlich jede Uebereilung fern zu halten und ein genaues Eingehn auf den Hergang bei dem betreffenden Ereigniss selber zur Klärung unserer Anschauung nothwendig ist, mögen die folgenden Mittheilungen erweisen:

Fall I. Angeblich plötzlich entstandener Hodensackbruch.

Bei einem Zusammenstoss am 12. September 1872 war u. A. der 32jährige Ziegelmeister H. betheiligt. Derselbe begab sich von der Unglücksstätte, ohne irgend Jemandem von einer etwa erlittenen Verletzung Mittheilung zu machen, mit einem demnächst weitergehenden Zuge nach der 4 Meilen entfernten Station D., theilte dort dem Stations-Vorsteher mit, dass er auf dem verunglückten Zuge sich befunden habe und in der Art beschädigt sei, dass er bei dem plötzlichen Stoss — der pp. H. fuhr in 4 Wagenklasse — mit dem Leib äusserst heftig gegen eine der im Innern des Wagens angebrachten Barrieren geschleudert worden wäre. Der angeblich Verletzte fuhr mit dem Omnibus eines Hôtels in das letztere, welches $\frac{1}{2}$ Stunde vom Bahnhof entfernt liegt, und meldete von dort aus brieflich der betreffenden Eisenbahn-Verwaltung seinen Unfall, sandte auch ein kurz gefasstes ärztliches Attest ein, des Inhalts, dass er bei dem besagten Zusammenstoss in Folge einer heftigen Contusion des Unterleibs eine sehr bedeutende Scrotalhernie davongetragen habe. Nach etwa 3 Wochen aufgefordert, sich persönlich auf der wenige Meilen entfernten Hauptstation einzufinden, verweigerte er dieses, „weil sein leidender Zustand die Reise nicht gestatte“, und erlangte schliesslich im Vergleichswege eine Entschädigung von 12,000 Mark.

Wenn man erwägt, dass durch Verletzungen und Misshandlungen erfahrungsgemäss (cf. Casper Handbuch der ger. Medic. Band I, pag. 305; desselben klinische Novellen pag. 103, sowie die Lehrbücher der Chirurgie) Unterleibsbrüche ganz ausserordentlich selten entstehen, dass aber aus anatomischen Gründen eine Scrotalhernie wohl niemals unmittelbar aus einem, wenn auch noch so heftigen Insult hervorgehen kann, dass endlich bei plötzlich entstandenen Brüchen der Leistenkanal nicht, wie hier ausdrücklich angegeben ist, eine grosse runde Oeffnung darstellt, dass hingegen diese Beschaffenheit der Bruchpforte mit Sicherheit auf ein schon langes Vorhandensein des Leidens schliessen lässt, dass endlich äusserlich sichtbare Spuren der angeblich erlittenen Contusion sich nicht fanden, der Verletzte unmittelbar nach dem Unfall auch weder Erscheinungen des Shock darbot, noch sonstige auffällige Symptome, vielmehr ungenirt noch 4 Meilen weiterreiste, so drängt sich mit positiver Bestimmtheit der Verdacht auf, dass der pp. H. ein altes Leiden mit gutem Erfolge einer betrügerischen Spekulation zu Grunde legte und dass bei dem betreffenden Unfall möglicherweise eine leichtere Contusion, resp. eine entzündliche Reizung, des schon lange Jahre vorhandenen Bruches und seines Inhalts stattgefunden habe, durch welche er bei der Täuschung des begutachtenden Arztes wesentlich unterstützt sein dürfte. Nicht unmöglich wäre auch, dass H. wie Dieses nicht selten vorkommt, zumal bei Menschen der niedern Volksklassen, die nicht gewohnt sind sehr ängstlich und sorgfältig auf ihre Gesundheit zu achten, mit seinem Bruch schon lange behaftet war, ohne es selber zu wissen und dass er erst bei dieser Veranlassung auf denselben aufmerksam wurde (cf. J. L. Casper's klinische Novellen etc. Berlin 1863, pag. 116), doch dürfte dieser Annahme der Umstand widersprechen, dass der pp. H., wie uns gelang festzustellen, bereits in der Zeit von 1860 bis 1867, zu welcher er in H. als Ziegelbrenner funktionirte, vielfach über Schmerzen geklagt und gegen seinen Mitarbeiter S., den jetzigen Besitzer der betreffenden Ziegelei, wiederholt sich dahin geäussert hat: er werde wohl bei guter Zeit einen Bruchschaden davontragen!

Der vorstehende Fall erinnert sehr an einen ähnlichen, welchen Erichsen (On concussion of the spine) berichtet, wo gleichfalls der Versuch gemacht wurde, für ein älteres Leiden, gelegentlich eines Eisenbahn-Unfalles eine Entschädigung zu erschwindeln. Ein 8jähriges Kind sollte bei einem derartigen Ereigniss der Mutter vom Schooss gefallen sein und durch den Sturz eine Kniegelenksentzündung davongetragen haben. Das Leiden führte schliesslich zur Amputation des betreffenden Beins, und die Bahngesellschaft wäre beinahe zur Zahlung einer sehr bedeutenden Summe verurtheilt worden, wenn es nicht gelungen wäre, festzustellen, dass das Kind lange vor dem bezeichneten Unfall an jener Entzündung gelitten habe und ärztlich behandelt worden sei.

Fall II. Fraktur beider Unterschenkel.

Bei der Entgleisung eines Schnellzugs, welche mit Zertrümmerung einiger Wagen complicirt war, erlitt am 15. September 1872 der Kaufmann v. d. W. eine Fraktur beider Unterschenkel. Am linken handelte es sich um einen einfachen Querbruch im unteren Drittel, am rechten um einen Splitterbruch in der Mitte ohne jede äussere Verwundung. Patient wurde im Krankenhause zu M. behandelt, und verliess dasselbe „gut geheilt“ am 4. December ejusd. ann. Bei Abgang aus dem Krankenhause bediente er sich einer Krücke, wollte zeitweilig noch heftige Schmerzen haben und in der Bewegung beider Extremitäten durch grosse Schwäche und Steifigkeit behindert sein, woraufhin es ihm unter Beibringung ärztlicher Zeugnisse gelang, im Vergleichswege eine Entschädigung im Betrage von 21,000 Mark zu erlangen. Sicheren Erkundigungen zufolge betreibt v. d. W. gegenwärtig sein Geschäft ungestört, reist viel umher und erfreut sich des besten Allgemeinbefindens, er giebt zwar an, dass er, zumal bei Witterungswechsel, noch hin und wieder Schmerzen am Orte der bestandenen Verletzung empfinde und dass es ihm nicht möglich sei, anhaltend zu stehen, geht aber gut und ohne selbst die Unterstützung eines Stockes zu bedürfen.

Fall III. Angeblich chronisches Lungenleiden durch Stoss gegen die Brust entstanden.

Am 23. November 1873 erlitt der Postsecretair W., welcher sich während der Rangirbewegungen auf dem Bahnhofe zu M. in dem Postwaggon befand, seiner Angabe zufolge, dadurch eine Contusion der Brust, dass er gegen die Marmortafel des Briefspindes, an der er sass, gestossen wurde, und soll nach der Verletzung an der Stelle, wo die fünfte Rippe sich mit dem Brustbein verbindet, eine geringe Schwellung vorhanden gewesen sein. W. that noch einige Tage Dienst, will aber alsdann durch die sich fortgesetzt steigernden Schmerzen in der Brust gezwungen worden sein, sich krank zu melden. Er wendete sich an einen Arzt, welcher „feinblasiges Rasseln in beiden Lungen und starke Pulsbeschleunigung“ bei dem Verletzten constatirte und die Behandlung desselben übernahm. Am 25. Januar 1874 bescheinigte dieser Arzt: „dass die Kreislaufsstörung fortbestehe, welche, wenn nicht die wärmere Jahreszeit eine wesentliche Besserung brächte, den Ausgang in Auszehrung zu nehmen drohe, und welche nach allen bisherigen Erfahrungen in Betreff von Eisenbahnbeschädigungen höchst wahrscheinlich dauerndes Siechthum zur Folge haben würde“ etc. (!!)

Im Sommer 1874 siedelte der pp. W. nach einer kleinen Stadt in Sachsen, seinem Geburtsorte, über, nachdem er die Entschädigungsklage erhoben. Die Bahnverwaltung stellte die Thatsache des erfolgten Stosses in Abrede und machte diesen Punkt, sowie den Einwand, dass der pp. W. während des Rangirens sich nicht hätte in dem betreffenden Wagen aufhalten dürfen, zum Hauptpunkt ihrer Vertheidigung, wurde jedoch in zwei Instanzen verurtheilt und zahlte schliesslich an den pp. W. im Vergleichswege die Summe von 25,000 Mark.

Auf briefliche Anfrage über sein gegenwärtiges körperliches Befinden giebt der Entschädigte d. d. 1. September 1876 nur an, dass er „bei rauher Witterung derb zu kämpfen habe und dass ihm ärztliche Kunst nicht helfen könne“.

Letzterem Ausspruch dürfte kaum zu widersprechen sein; denn wenn schon der Mangel irgend welcher reellen Klage, in Betreff seines Befindens darauf schliessen lässt, dass der pp. W. überhaupt nicht krank ist, so wird diese Voraussetzung dadurch zur Gewissheit, dass derselbe nach anderweitig eingeholter durchaus zuverlässiger Benachrichtigung, sich eines ausnehmend frischen und munteren Aussehens erfreut und in seiner Umgebung von einem bei ihm vorhandenen Leiden absolut Nichts bekannt ist. —

Wie im Gegensatz zu vorstehender Mittheilung Erschütterungen der Brust und Stösse gegen dieselbe, selbst ohne gleichzeitige Verletzung der Rippen und der Pleura, Erkrankungen der Lunge herbeiführen können, meist wohl, indem sie zunächst Lungenblutungen veranlassen, welche ihrerseits alsdann Ausgangspunkt chronisch entzündlicher Prozesse werden, zeigt folgender:

Fall IV. Chronisches Lungenleiden, in Folge eines Stosses gegen die Brust; leichte Erschütterung des Rückenmarks.

Am 3. December 1873 rannte ein Personenzug mit voller Kraft auf einen stillstehenden Güterzug auf, bei welcher Gelegenheit der 53 Jahre alte Postschaffner K., welcher im Mittelraum des Postwagens stand, stark mit der Brust gegen den Thürpfosten geschleudert wurde und alsdann zu Boden stürzend mit Kopf und Rücken so heftig aufschlug, dass er auf kurze Zeit die Besinnung verlor, auch hernach noch vorerst nicht im Stande war, ohne Hilfe Anderer sich zu erheben oder zu bewegen. In den ersten Tagen nach dem Unfall traten bei dem bettlägerigen Kranken wiederholt Frostschauer auf; er klagte über allgemeine Zerschlagenheit in den Gliedern, Schmerzen im Kopf und in der Brust, in der contusionirten Schulter, sowie in den unteren Hals- und oberen Rücken-Wirbeln, an welchen letzteren Punkten ihm Berührung äusserst empfindlich war. Der Puls erschien ruhig, jedoch klein, das Aussehen erdfahl, die Augen tiefliegend. Zwei Tage später trat unter dem Gefühl von Engbrüstigkeit Hämoptoë auf, und es gesellten sich zu dieser alsbald die Erscheinungen von Entzündung der Lunge und der Pleura. — Ungefähr zwei Jahre nach dem Unfall erwies sich der Verletzte als ein bleich und kränklich aussehender Mann, mit schwachem etwas frequenten Puls und beschleunigter Respiration. Er klagte über Husten, Auswurf und Engbrüstigkeit, nächtlichen Schweiss und das Gefühl grosser Hinfälligkeit, desgleichen über hin und wieder auftretenden Schmerz im linken Schultergelenk und Schwäche im linken Arm, den er nicht im Stande war bis zur Horizontale zu erheben. Auch gab er an, einen rheumaähnlichen Schmerz in der Kreuzgegend und in den Hüften zu empfinden: ein spannendes Gefühl erschwere ihm das Gehen, die Beine seien ihm wie Blei, und an den Fusssohlen sei ein Gefühl, als ob er auf Kork ginge. Die Sensibilität zeigte sich nirgends wesentlich gestört; Berührungen localisirte Patient im Allgemeinen richtig, weniger genau am linken Fuss, wie am rechten. Der Gang war etwas schwerfällig; der Brustkasten war mager, die Schlüsselbeingruben eingesunken. Die Percussion ergab in der Gegend der oberen Lungenlappen, besonders rechterseits, Dämpfung, auch war dort bronchiales, linkerseits unbestimmtes Athmen und pfeifendes Rasseln hörbar. Aus Allem ergab sich, dass der pp. K. an einem erheblichen Schwächezustand der Gliedmaassen, namentlich der Beine und des linken Armes, sowie an partieller Verdichtung des Lungengewebes litt. Wenn schon nun in Betreff der ersteren auf Erschütterung des Rückenmarks zurückzuführenden Symptome nicht zweifelhaft sein konnte, dass dieselben in unmittelbar ursächlichem Zusammenhang mit dem erlittenen Unfall standen, so leuchtete dieses in Bezug auf die Affektion der Brustorgane nicht sofort ein. Hier lag die Annahme nahe, dass das Leiden sich unabhängig von dem Unfall entwickelt haben könne; da jedoch sicher constatirt wurde, dass der pp. K. bis zu dem Unfall an erheblichen Störungen seiner Gesundheit überhaupt nicht gelitten, dass er vielmehr zuvor und während seines 15jährigen sehr anstrengenden Dienstes als Postschaffner nur selten und niemals ernstlich krank gewesen, auch die Reise in voller Gesundheit angetreten hatte, dass er am zweiten Tage darnach an Blutspeien erkrankte und demnächst die entzündlichen Erscheinungen der Lunge und des Brustfells bei ihm wahrgenommen wurden, welche die partielle Verdichtung des Lungengewebes herbeiführten, dass endlich der Patient einer durchaus gesunden Familie entstammte, in welcher Tuberkulose nicht aufgetreten war, so ergab sich aus allen diesen Umständen, dass bei dem pp. K. gleichzeitig mit der Erschütterung des Rückenmarks eine heftige Commotion der Respirationsorgane stattgefunden hatte, und dass er die entzündliche Affektion der Lunge wirklich bei dem betreffenden Unfall acquirirte.

Gegenwärtig befindet sich der pp. K. nach dem Befunde einer kürzlich angestellten Untersuchung in einem ziemlich vorgeschrittenen Stadium der Lungenschwindsucht, leidet an Dyspnoë, sieht bleich und elend aus, ist sehr abgemagert und hat in letzter Zeit wiederholte Anfälle von Hämoptoë bestanden, während die Erscheinungen, welche durch die Erschütterung des Rückenmarks bedingt waren, vollständig geschwunden sind. —

In neuester Zeit ist in der Lancet ein Fall mitgetheilt, wo lediglich in Folge des Shock, ohne dass ein directer Stoss die Brust getroffen hatte, eine tödtlich verlaufene Pneumonie entstanden sein soll. Ob diese Auffassung wirklich zulässig, bleibe dahingestellt; nach unserer Anschauung über den Shock ist es wahrscheinlicher, dass anderweitige mit demselben concurrirende Umstände, heftige Erkältung bei starker psychischer Erregung etc. die Erkrankung der Lunge herbeigeführt habe.

Fall V. Chronischer Lungenkatarrh, angeblich als Folge eines Stosses gegen die rechte untere Brustgegend.

Bei Gelegenheit eines Zusammenstosses am 23. August 1873 verunglückte der Bremser K. seiner Angabe nach in der Art, dass er von der Bremse einen Schlag gegen den Kopf und ausserdem einen heftigen Stoss gegen die rechte untere Brustgegend erhielt. Er meldete sich sofort krank und klagte abwechselnd über „Brustschmerzen, Husten, Schmerz in der Leber“ etc.

Am 24. September 1874 bekunden die Dr.Dr. B. und M., dass K. ein mageres und schlaffes Individuum sei, mit heiserer Stimme spreche und an chronischem Kehlkopfskatarrh leide. Die Untersuchung der Lunge ergäbe auf beiden Seiten der oberen hinteren Parthie, besonders rechts: Lungenkatarrh, hingegen fände sich bei Untersuchung der Unterleibsorgane nichts Abnormes. Die Diagnose lautet dahin, dass K. an chronischem Lungenkatarrh mit Verdacht auf Tuberkulose leide, und dass das Leiden wahrscheinlich die Folge des bestandenen Unfalls sei!

Am 31. Juli 1875 untersuchten die Dr.Dr. K. und B. den pp. K. Sie constatirten, dass derselbe wegen Flachbrüstigkeit vom Militairdienst befreit worden sei, dass er über Appetitlosigkeit, Husten und Auswurf, sowie anhaltenden Schmerz in der Lebergegend klage, und dass er ein bleiches, elendes und leidendes Aussehen habe. Bei der physikalischen Untersuchung fanden sie geringe Dämpfung an beiden Lungenspitzen, in der linken „amphorisches“ Athmen. An den Unterleibsorganen liess sich von der Norm Abweichendes nicht nachweisen.

Die Begutachtung lautete dahin, dass K. an tuberkulöser Infiltration der Lungenspitzen leide, dass dieses Leiden jedoch nicht erst durch den Unfall hervorgerufen, sondern schon früher vorhanden gewesen sei.

In Folge dieses ärztlichen Ausspruchs trat K. Anfangs August

1875 wieder in Dienst, meldete sich jedoch nach 6 Wochen wiederum krank und strengte gleichzeitig die Klage gegen die Bahnverwaltung an. Seinen Entschädigungsanspruch begründete er auf ein ärztliches Attest, welches die absolute und dauernde Erwerbsunfähigkeit des Klägers bescheinigt und als Folge einer bei besagtem Unfall erlittenen „Erschütterung des Rückenmarks und Quetschung der Leber" hinstellt!

Bei so gänzlich von einander abweichenden Aussprüchen der Sachverständigen wurden Seitens des Gerichts der Physikus Dr. V. und der practische Arzt Dr. P. mit der Untersuchung und Begutachtung des Körperzustandes des pp. K. betraut, dieselben bekundeten übereinstimmend am 23. Mai 1876, „dass der Kläger an einem gelinden chronischen Lungenkatarrh leide, dass seine mangelhafte Ernährung, seine schlaffe Muskulatur und sein bleiches Aussehen lediglich die Folge eines $3\frac{1}{2}$jährigen Müssigganges sein dürften, und dass er bei gutem Willen und regelmässiger Uebung die frühere Arbeitsfähigkeit in einiger Zeit wieder erlangen würde". — In Folge dieser Sentenz wurde der Kläger der Hauptsache nach abgewiesen, die Bahnverwaltung jedoch verurtheilt, demselben noch einige Zeit hindurch und bis zur vollen Wiederherstellung seiner früheren Leistungsfähigkeit eine kleinere Unterstützung monatlich auszuzahlen.

Fall VI. Angebliche Erwerbs-Unfähigkeit, durch eine leichte Contusion am Kopf veranlasst.

Bei einer Entgleisung in der Nacht vom 23. zum 24. Februar 1876, veranlasst durch allmähliches Einsinken eines Bahndammes, in Folge von Ueberschwemmung während langsamster Fortbewegung des betreffenden Zuges über die gefährdete Stelle, war auch der Oeconom M. aus B. betheiligt, welcher in einem Wagen III. Klasse fuhr. An der Unfallsstätte wurde von einer Verletzung des M. Nichts bekannt; auch zwei Mitreisenden gegenüber that er derselben keine Erwähnung, begab sich jedoch am Tage darauf in die Behandlung des Dr. H., welcher sich in einem Attest d. d. 30. Juni 1876 dahin aussprach, dass der pp. M. bei dem betreffenden Ereigniss eine Contusion am Kopf oberhalb des rechten Auges erlitten habe. „Die sichtbare äussere Verletzung, heisst es in dem Atteste wörtlich, heilte in etwa 14 Tagen, doch blieb eine Schmerzhaftigkeit des Kopfes zurück, welche den M. noch bis jetzt arbeitsunfähig macht. Durch anhaltendes Bücken, durch irgend welche grössere Körperanstrengung entsteht abnorm erhöhter Blutandrang nach dem Kopfe, welcher Schmerz und Schwindelgefühl hervorruft. Da der pp. M. früher stets gesund war und eine anderweitige Veranlassung zu seiner jetzigen Krankheit nicht nachweisbar ist, so ist anzunehmen, dass die die Arbeitsunfähigkeit bedingenden Beschwerden von jener Verletzung bei dem Eisenbahn-Unfall herrühren."

Auf Grund dieser Auslassungen wurde M. gegen die Bahnverwaltung klagbar und erfolgte am 5. Juni 1877 im Laufe der gerichtlichen Untersuchung die mündliche Vernehmung des Dr. H. In dieser bekundete Letzterer, sehr abweichend von seinen schriftlichen Angaben, dass nur eine leichte Quetschung der Haut an der rechten Schläfengegend bei dem pp. M. vorgelegen habe, die er, an der Ausübung der Praxis durch Krankheit behindert, nicht einmal selbst gesehen, sondern von welcher ihm nur sein Vertreter, Dr. S., berichtet hätte. Bei der später von ihm persönlich fortgesetzten Behandlung des M. habe er nicht zu der Ueberzeugung kommen können, dass die andauernden und erheblichen Klagen desselben auf den Unfall zurückzuführen seien, da eine objective Grundlage durchaus ermangelt hätte. Der pp. M. sei ein vollblütiger kräftiger Mann mit sehr erregbarem Gefässsystem, der aber sonst auf ihn den Eindruck eines vollständig Gesunden gemacht habe. Auf obige Constitution sei auch wohl zurückzuführen, dass dem pp. M. beim Bücken und bei dem Versuch, Schweres zu heben, die Stirnadern stark anschwöllen, und dass er mitunter einen schnelleren Puls gezeigt habe. Gegen seine geklagten Beschwerden seien die verschiedensten Mittel, angeblich ohne Erfolg, angewendet, wobei Dr. H. des Verdachtes sich nicht habe erwehren können, dass der M. seine Klagen, wenn nicht erfunden, jedenfalls erheblich übertrieben hätte. — Ein zweites Attest, welches Kläger beibrachte, d. d. 28. März 1877 von dem Dr. K. ausgestellt, bekundete, dass M. über Schmerzhaftigkeit des Kopfes, namentlich über Schwindel beim Bücken klage, so dass er in Gefahr komme, hinzustürzen, dass aber diese Angabe begründet sei, sei daraus zu schliessen, dass der so kräftige Mann, welcher seinem Aeussern nach der blühendsten Gesundheit sich erfreue, noch jetzt, wie die Untersuchung am 26. ejusd. ergeben hätte, eine Pulsfrequenz von 108 Schlägen in der Minute habe. Daraus sei zu schliessen, dass er nicht im Stande sei, sein Geschäft als Landwirth zu betreiben (!!), weil er genöthigt würde sich zu bücken und mancherlei Gefahren dabei für ihn erwachsen könnten, z. B. durch Sturz aus der Höhe etc.

Die Angelegenheit schwebt noch vor Gericht und ist gegenwärtig ein Obergutachten des Medicinal-Collegs der betreffenden Provinz eingefordert, über dessen für den pp. M. ungünstigen Ausfall wir wohl kaum in Zweifel sein können.

Fall VII. Contusion an der linken Seite des Kopfes; angeblich hierdurch veranlasstes chronisches Hirnleiden.

Bei einem nicht heftigen Zusammenstoss am 11. December 1872, bei welchem sich mehrfach leichtere Beschädigungen an Personen ereigneten, erlitt der Packmeister K., 33 Jahre alt, eine Contusion an der linken Seite des Kopfes und eine unbedeutende Hautabschürfung am rechten Vorderarm. Er versah zunächst noch seinen Dienst, begann alsbald aber über Schwindel, Ohrensausen, Gedankenflucht und Kopfschmerz zu klagen, blieb einige Monate zu Hause, trat im März 1873 auf kurze Zeit wieder in Dienst, meldete sich jedoch nach einigen Tagen abermals krank und suchte seine Pensionirung nach. Ein ärztliches Attest d. d. 23. März 1873 berichtet, dass K. über Schlaflosigkeit, Summen und Brausen im Kopf, welches sich in horizontaler Lage, oder bei dem Gehen auf Steinpflaster vermehre, ferner über Schwindel-Anfälle klage, die besonders bei starkem Geräusch aufzutreten pflegten. Das Gehen bei geschlossenen Augen sei unmöglich; K. fange alsdann an zu wanken und würde hinfallen, wenn er nicht sofort die Augen wiederum öffne. Bei der Unterhaltung merke man an ihm Schwerbesinnlichkeit und grosse Geistes-Trägheit, letztere sei zwar früher in seinen gesunden Tagen auch vorhanden gewesen, jedoch in einem weit geringeren Grade. Die Functionen der Verdauung und der Respiration seien nicht gestört, und wenn auch Lähmungs-Erscheinungen an dem Patienten noch nicht wahrzunehmen seien, die Pupillen auch keine Abnormität zeigten, so sei dennoch ausser Zweifel, dass der pp. K.

bei dem betreffenden Unfall eine „Gehirn-Erschütterung“ davon getragen habe und dass ein sehr ernsthaftes Leiden innerhalb der Schädelhöhle bei ihm vorhanden sei.

Die Pensionirung des K. erfolgte, derselbe verzog alsbald nach seinem in Pommern belegenen Heimathsort. Von dort theilte er selber d. d. 20. September 1875, also ungefähr 3 Jahre nach der Verletzung brieflich mit, dass es ihm besser gehe, als zur Zeit, da er Berlin verliess, er könne sich geläufiger unterhalten, nur verlöre er mitten in der Unterhaltung öfters den Gegenstand des Gesprächs; starkes Geräusch ertrüge er nicht; seine Stimmung sei sehr reizbar und zum Aerger geneigt, welchen er alsdann nicht so leicht verwinden könne; am Liebsten gehe er alsdann aufs Feld und fühle sich in der Einsamkeit am Wohlsten. „So recht kann ich Ihnen meinen Zustand gar nicht schildern, denn ich bin kein Arzt — so schreibt er — wenn ich nur irgend eine passende Beschäftigung hätte, dann würde es für mich auch besser sein; gern würde ich wieder mein Brod allein verdienen.“ — Gegenwärtig, also sechs Jahre nach dem Unfall, berichtet der pp. K., dass sein Befinden ziemlich noch dasselbe sei, wie vor 3 Jahren. Sein Schlaf sei sehr mangelhaft; er erleide häufig Pollutionen, habe oft ein wüstes Gefühl im Kopf und zeitweilig „eine unheimliche Kälteempfindung im Nacken“. Im Uebrigen sei sein Appetit sowie sein Aussehen und sein Befinden gut, er gehe auf die Jagd etc. „Sehr schlimm ist es für mich, so klagt er in analoger Weise, wie früher, auch neuerdings in einem Briefe d. d. 24. September 1878, dass ich meine Leiden keinem Menschen sagen kann, mich überhaupt darüber nicht recht auszusprechen vermag; die Menschen verstehen mich doch nicht!“ Etc.

Aerztlicherseits wird über den pp. K. berichtet, dass irgend welche krankhaften Erscheinungen direct bei ihm zwar nicht wahrzunehmen seien, dass aber die Art und Weise seines Auftretens etwas Befremdendes habe. In seinen Gesprächen mache sich auffallende Gedächtnissschwäche geltend, die Sprache sei schleppend und entbehre der Modulation, der Blick sei ausdruckslos, das ganze Wesen apathisch. Im Uebrigen spräche Alles gegen die Annahme eines tieferen Erkranktseins innerhalb der Schädelhöhle; Patient erfreue sich eines guten Aussehens, sei frei von Schwindel und

Kopfschmerz und weise weder Störungen der Motilität, noch solche der Sensibilität auf. Etc.

Ehe wir auf eine Besprechung dieses, in seiner Art sehr instruktiven Falles genauer eingehen, sei es gestattet, noch einen zweiten hierher gehörigen mitzutheilen:

Fall VIII. Contusion am Hinterkopf; angeblich chronisches Hirnleiden.

Am 9. October 1872 lief beim Rangiren ein Eisenbahn-Postwagen, in welchem sich der etwa 40 Jahre alte Postconducteur St. befand, auf einen stillstehenden Wagen nur mit sehr geringer Heftigkeit auf; dennoch wollte der im Postwagen befindliche St. bei dieser Gelegenheit mit dem Hinterkopf stark an die scharfe Kante eines Repositorium gestossen worden sein. Er setzte seine Fahrt noch 2 Stunden bis O. fort, meldete sich alsdann krank, ging in ein Hôtel und liess sich von dem Dr. H. behandeln. Bis Ende October blieb er in O. und erbat sich später, zur Begründung seiner Entschädigungs-Ansprüche von dem Arzte in O. ein Attest, in welchem derselbe bekundete, dass er den St. vom 9. bis 26. October behandelt und an ihm Folgendes beobachtet habe: „am 9. Abends habe Patient über Schwindel, Ohrensausen und Schmerzen im Kopfe, vom Hinterhaupt ausgehend, geklagt. Eine Anschwellung oder sonstige sichtbare Verletzung sei **nicht** vorhanden gewesen, jedoch habe Druck auf den Stachel der Hinterhauptsschuppe den Schmerz verstärkt und verbreitert; „Puls 80 Schläge in der Minute; Verordnung: kalte Umschläge". — Am 10. sei Ohrensausen, Gesichtsschwindel auch bei horizontaler Lage geblieben, beim Aufrichten vermehrt; Schmerz vage im Kopf; bei Druck auf den Hinterhauptsstachel heftig nach Vorn schiessend, auch bei Bewegung des Kopfes vermehrt, Schlaf- und Appetitlosigkeit; intensiv weisser Zungenbelag; Obstruction; Puls: 66 Schläge in der Minute. Verordnung 5 Blutegel in der Nähe des Stachels, kalte Umschläge, Inf. Senn. comp.

Am 10. und den folgenden Tagen sollten mehrfach Herzpalpitationen und Beängstigungen aufgetreten sein, geringere von der Herzgegend ausgehende Beklemmung sei andauernd, namentlich bei linksseitiger Lagerung geblieben. Puls 64—66. — Am 17. grössere

Abgeschlagenheit, nachdem am 16. zwei Blutegel ad nates applicirt worden. Vom 18. wäre der Kopfschmerz mehr im Hinterkopf beschränkt gewesen und der Druck besser ertragen, der Schwindel mässiger geworden, jedoch vom 22. ab bei längerem Aufbleiben wieder verstärkt aufgetreten. Die anfängliche Gastrose sei gleichfalls allmählich gewichen, sowie die allgemeine Muskelschwäche, jedoch nicht bis zum Normalzustand etc. etc. Die Diagnose lautete auf: „Verletzung an der inneren Tafel des Hinterkopfes mit wahrscheinlicher geringer Extravasation, in Folge des am 9. October erlittenen Stosses mit dem Hinterkopf gegen eine feste Wand, wobei der regulatorische Herznerven-Apparat betheiligt war.“ (!!) Laut der in den Acten befindlichen Hôtel-Rechnung hat der Verletzte eine höchst auffällige Diät geführt, da er täglich, ausser Kaffee, Mittag- und Abendessen auch Bier und zwar vom 17. October an täglich 2 Seidel sowie grössere Quantitäten Wein consumirte, während nur die leiseste Vermuthung einer so ernsten Verletzung, ja selbst nur das Vorhandensein einer Contusion des Knochens die strengste Antiphlogose und das sorgfältigste diätetische Regimen hätte erfordern sollen! —

Der pp. St. blieb nach seiner Rückkehr von O. anhaltend aus dem Dienst und wurde vom Dr. D. behandelt. Letzterer sagt in einem Attest d. d. 7. März 1873 aus, dass die Leiden des Kranken nicht allein in schmerzhaftesten Affectionen am Hinterkopf beständen, sondern sich auch, ganz besonders bei Witterungswechsel, über den ganzen Kopf ausdehnten und zwar in so heftiger Weise, dass selbst geistige Störung auf einige Zeit einträte. „Zu diesem Leiden hätten sich noch seit geraumer Zeit heftige Herz- und wiederkehrende rheumatische Uebel (!) von chronischer Beschaffenheit hinzugesellt und sei St. voraussichtlich für sein ganzes zukünftiges Leben zur Verrichtung irgend welcher Amtsgeschäfte unfähig.“ (!)

Seitens der betreffenden Bahnverwaltung wurde nunmehr der Dr. K. mit der Untersuchung des Kranken beauftragt und berichtet, d. d. 26. April 1873 (also etwa 6 Wochen nach der Mittheilung des Dr. D. über den Kranken), dass St. über schmerzhafte Empfindungen im Kopf und in der Brust klage, dass jedoch objectiv absolut nichts Abnormes bei ihm nachzuweisen sei. Die Aufforderung, auf Kosten der Bahnverwaltung zu weiterer Beobachtung resp. zu seiner Wiederherstellung in ein Krankenhaus zu gehen, habe St. mit grösster Heftigkeit zurückgewiesen.

Während somit die Aerzte, welche bisher über den Zustand des St. sich äusserten, örtliche Spuren des angeblich erlittenen Stosses nicht gefunden hatten, berichtet Dr. T., an welchen sich Patient unmittelbar nach der Untersuchung durch den Dr. K. wandte: „dass am Hinterhauptsbein dicht unterhalb des Wirbels eine von Haaren entblösstc, ungefähr sechsergrosse Narbe sichtbar sei, der eine Drepression des darunter liegenden Knochens entspräche“ — gewiss ein höchst überraschender Befund, da ein Knocheneindruck am Schädel ohne Fraktur im erwachsenen Alter und bei sonst normaler Beschaffenheit der Schädelknochen kaum vorkommen möchte, hier aber um so weniger in Frage gestellt werden dürfte, als der Arzt, welcher den St. zuerst behandelte und so genau über den Zustand desselben berichtete, ausdrücklich bemerkt, dass jede äusserlich sichtbare Spur des erlittenen Insults von Anfang an bei ihm ermangelt habe. Es muss hier also ein angeborener Eindruck, wie solche am Schädel nicht selten vorkommen, einen verhängnissvollen diagnostischen Irrthum veranlasst haben!

Dr. A., von der zustehenden Behörde des St. beauftragt, denselben zu untersuchen, bekundete am 2. Mai 1873, also gleichfalls bald nach der Untersuchung des Dr. K., dass der St. in seiner ganzen Erscheinung den Eindruck eines schwer Leidenden mache, sein Gang sei behutsam etc. „Seiner Angabe nach leidet er an heftigen Schmerzen im Hinterkopf, die durch die Erschütterung beim Gehen vermehrt werden und ihn zu Zeiten ganz der Besinnung berauben“ etc. Nach 4 Monaten fand Dr. A. den Zustand unverändert und beantragte die Pensionirung des St., weil Hoffnung auf Wiederherstellung nicht vorhanden sei.

Nunmehr strengte St. die Entschädigungsklage gegen die Bahn-Verwaltung an, und es erfolgte am 21. Juni 1875 im Verlauf des Gerichtsverfahrens seine Untersuchung durch den gerichtlichen Sachverständigen Dr. L. Dieser bekundete: dass am Hinterkopf des St. eine kleine Narbe sichtbar sei und dass man hier einen „Knocheneindruck“ fühle, welcher zur Annahme einer Depression berechtige. Diese Stelle sei gegen Anklopfen empfindlich und sei

Simulation auszuschliessen, weil Explorat eben nur über Empfindlichkeit an dieser kleinen Stelle klage, weil er bei rasch hintereinander ausgeführten Klopfversuchen stets nur zusammenzucke bei Berührung der betreffenden Stelle. Es sei demnach auch glaublich, dass Explorat die Tritte im Kopfe fühle, wenn er gehe und hänge damit wohl seine Behutsamkeit beim Gehen zusammen; er trete nicht sicher auf, ohne dass etwas Gemachtes in seinen Bewegungen zu Tage trete. Störungen der Motilität und Sensibilität seien im Uebrigen nicht zu bemerken etc. Die Diagnose lautete auf locale Veränderungen an der Innenfläche des Knochens und der darunter gelegenen Hirnhaut und einen möglicherweise hierdurch bedingten Druck auf das Gehirn." — St. gewann in Folge dieser Begutachtung den Process; die Bahnverwaltung wurde verurtheilt, ihm Zeitlebens 1800 Mark jährlich zu zahlen!

Ohne dass der Betreffende es wusste, war es dem Verfasser ermöglicht, den St. zu sehen und einige Zeit zu beobachten. Dies geschah am 1. Dezember 1877, also 5 Jahre nach der angeblich erlittenen Verletzung. Der gegenwärtig 45jährige Mann macht in seiner ganzen Erscheinung, wie in der Art seines Auftretens den unzweideutigsten Eindruck blühendster Kraft und grössten körperlichen Wohlbehagens. Die Bewegungen des Körpers, wie insbesondere des Kopfes erfolgen mit Energie und Leichtigkeit. Auch in geistiger Beziehung ist Schwäche oder Unklarheit bei ihm nicht, dafür jedoch ein hoher Grad urwüchsiger Derbheit zu bemerken, kurz, wenn nach Allem, auch nur noch der mindeste Zweifel daran hätte obwalten können, dass wir hier einen Fall keck und erfolgreich durchgeführter Simulation vor uns haben, so hätte ein Blick auf die Persönlichkeit des St. genügen müssen, um diesen Zweifel zu zerstreuen. Denn dass bei dem St. keine irgendwie ernstere Läsion stattgefunden, ergiebt sich mit Sicherheit von vornherein sowohl aus der Geringfügigkeit des betreffenden Unfalles, als auch aus dem Mangel jeder Spur einer örtlichen Einwirkung unmittelbar nach dem angeblich erlittenen Trauma, welches weder eine Trennung der Weichtheile, noch einen Bluterguss im subkutanen oder subaponeurotischen Bindegewebe, event. unter dem Pericranium herbeiführte, während doch selbst nur eine Contusion der Schädelknochen mit einer mehr oder weniger umfassenden Verletzung der äusseren Weichtheile hätte verknüpft sein müssen. Wenn somit aber auch sicher angenommen werden kann, dass diejenige Deutung des Zustandes, welche in Bezug auf den St. dem Richter maassgebend erschien, eine irrthümliche war, so steht dennoch in Frage, ob der, wenn auch jedenfalls nur äusserst schwache Stoss gegen den Kopf nicht möglicherweise eine Erschütterung des Gehirns, und in deren Folge die angeblich vorhandenen dauernden Störungen erzeugt haben könnte! Obgleich auch dieses Bedenken unter den gegebenen Verhältnissen a priori von der Hand zu weisen ist, so dürfte es dennoch dienlich sein, über die Hirnerschütterung im Allgemeinen hier einige Bemerkungen anzufügen.

Die Erscheinungen der Commotio cerebri treten stets in unmittelbarem Anschluss an den erlittenen Insult auf! Alle Gewalten, die starke Contusion oder gar Fraktur der Schädelknochen bewirken können, sind auch geeignet, Gehirnerschütterungen herbeizuführen. Desgleichen kann ein Fall auf den Kopf, ein heftiger Schlag oder starkes Schütteln des Kopfes, endlich sich fortpflanzende Erschütterung durch Sturz auf das Gefäss etc. dieselbe veranlassen. Die Gehirnerschütterung stellt nach den Versuchen von Gama[1]) eine plötzliche und allseitige Compression des Gehirns dar, durch welche dasselbe momentan eine Funktionsstörung erleidet, die sich in den leichteren Fällen durch allgemeine Prostration, die nach kurzer Zeit resp. längstens nach einigen Tagen, in schwereren durch gänzliche Bewusstlosigkeit und die äusserste Hinfälligkeit kennzeichnet, welche letztere wiederum tagelang bestehen bleibt und sogar dauernde geistige Schwäche zurücklassen kann[2]), in den schwersten endlich ausserordentlich schnell, oft unter Convulsionen den Tod herbeiführt.

Wo sich die Erscheinungen der Commotion nicht sofort nach einem erlittenen Insult zeigen, kann von einer solchen überhaupt nicht die Rede sein. Dieser Punkt ist, wie wir später zeigen

---

[1]) Traité des plaies de tête etc. Paris 1835 cfr. Vidal-Bardeleben Lehrbuch der Chirurgie, Band III pag. 62 ff.

[2]) cfr. Ueber traumatisches Irresein. Archiv für Psychiatrie und Nervenkrankheiten 8. Band. 1. Heft 1877 pag. 219.

werden, sehr wichtig für den Vergleich zwischen den Erschütterungen des Gehirns und des Rückenmarks, da bei den letzteren die ersten Symptome keineswegs stets sofort sich bemerklich machen, sondern häufig erst später deutlich zu Tage treten.

Doch ganz abgesehen von dem vorliegenden Fall und mehr in Hinblick auf eine richtige Würdigung des demselben vorangestellten scheint gleichfalls geboten, hier auch Einiges anzuführen über die Fissuren und Splitterungen an der Innenfläche des Schädels, welche durch directe Einwirkung einer Gewalt gegen den Kopf oder auch durch heftiges Anstossen des Kopfes gegen einen festen Gegenstand in der Art veranlasst werden können, dass die äussere elastischere Tafel des Knochens, ohne selbst beschädigt zu werden, die Einwirkung der Gewalt auf die innere spröde Glastafel überträgt und so gewissermaassen eine Contrafraktur resp. Contrafissur zu Stande kommt.

Die Diagnose dieser Art der Verletzung ist äusserst schwierig und unsicher. Sie erfordert allemal sorgfältigste Berücksichtigung der vorausgegangenen mechanischen Gewalt, die stets eine sehr grosse sein muss und immer Quetschung und Zerreissung der Weichtheile in mehr oder weniger umfassender Weise an dem Punkte der Einwirkung zurücklassen wird. Loslösung und durch Zerreissung von Gefässen und Blutextravasat bedingte nachfolgende Entzündung der Dura mater als nächste Folge des Insults können in der ersten Zeit verhältnissmässig nur geringe Erscheinungen darbieten, sehr bald aber pflegt der Verlauf die schwere und bedenkliche Affektion klarzulegen. Kopfschmerz, grosse Unruhe, Schlaflosigkeit treten unter allgemeinen Fiebererscheinungen auf, es folgen Uebelkeit, Erbrechen und Convulsionen und mit oft überraschender Akuität tritt der letale Ausgang ein[1]).

Meist participiren an der Entzündung der Dura mater auch die anderen Hirnhäute und endlich das Gehirn selber. Die Symptome im Einzelnen, je nach dem Sitze der Entzündung, sind nicht abzugrenzen. Auch die Entzündung der Pia und Arachnoidea beginnt mit den Erscheinungen der Reizung, denen später Depressionssymptome folgen. Dass auch ohne Splitterung der Glastafel, le-

---

[1]) cfr. Leubuscher, Gehirn-Krankheiten, Berlin 1854, pag. 234 ff.

diglich in Folge der Erschütterung, derartige Loslösungen der Dura und Zersprengung von Gefässen vorkommen können, ist nicht unwahrscheinlich, jedenfalls aber äusserst selten!

Selbst bei geringeren Exsudationen ist vollständige Resorption kaum zu erwarten; Verdickungen und Verwachsungen der Häute, Trübung der Arachnoidea, Umwandlung des Exsudats zu förmlichen fibrösen Schwarten und der hierdurch bedingte Druck auf das Gehirn sind bei sonst günstigem Verlauf stets wohl die unvermeidlichen Folgen und bilden in ihrer Totalität die chronische Meningitis, die in ihren milderen Formen sich keineswegs deutlich zu erkennen giebt, wie ja auch bei der Section alter Leute und derjenigen, welche dem allzu reichlichen Genuss der Spirituosen ergeben waren, oft leichtere Verdickungen der Arachnoidea als Folgen von Bindegewebs-Neubildung bezüglich oft wiederholter Hyperämieen sich finden, ohne dass sich im Leben andere Erscheinungen bemerklich gemacht hätten, als allenfalls eine gewisse geistige Trägheit, die jedoch des Auffälligen durchaus entbehrte. Dieselbe Krankheit, welche also zumeist, und namentlich wenn sie aus traumatischer Ursache hervorging als eine äusserst gefährliche auch in ihren Erscheinungen sich darstellt, kann in ihren leichtesten Formen und bei günstigem Verlauf, ohne doch den Ausgang in vollständige Genesung genommen zu haben, derartig gemildert werden, dass nur der anatomische Befund die Diagnose zu sichern vermag. Selbst ohne Mitbetheiligung der Häute kann lokale Entzündung der Hirnmasse direct und primär durch heftige Erschütterung entstehen. In solchen Fällen schliessen sich die Erscheinungen der Entzündung unmittelbar an die der Commotio cerebri an; die Symptome der Prostration weichen denen der Hirnhyperämie in wenigen Stunden. Sehr leicht kommt es hierbei zur Entwickelung einzelner Entzündungsheerde, die gern den Ausgang in Eiterung nehmen. Auch hier begegnet die Diagnose grossen Schwierigkeiten. Die beginnende Eiterung kündigt sich durch Schüttelfröste an, sonst lassen nur mehr oder minder starke Eingenommenheit des Kopfes, leichte, oft vorübergehende Sensibilitäts- oder Motilitäts-Störungen, nicht selten aber Delirien und Convulsionen, wo nicht auf einen Hirnabscess, so doch ganz allgemein auf das vorhandene ernste centrale Leiden schliessen.

Je nachdem, ob der Eiter nach Aussen entfernt werden kann oder sich unter allmählicher Eindickung und Einschrumpfung einkapselt, wird sich der weitere Verlauf verschiedenartig gestalten; in ersterem Fall ist volle Genesung möglich, meist jedoch wird unter den Erscheinungen zunehmender Compression des Gehirns der Tod die Folge sein. Leicht auch führen fortgeleitete Entzündung der Häute, Blutextravasation und einzelne Entzündungsheerde in der Hirnmasse oder Erschütterung direct zur Hirnerweichung; der chronische Verlauf, anhaltender fixer Kopfschmerz, Gedächtnissschwäche, Bewegungsstörungen, anfänglich oft nur in anfallsweise auftretender rasch vorübergehender Schwäche eines Armes oder eines Beines bestehend und sich allmählich bis zur vollständigen Paralyse steigernd, Contrakturen, partielle oder wenn auch seltener allgemeine Convulsionen deuten das Leiden an, welches unter Exacerbationen und Remissionen Jahre lang sich hinziehend, schliesslich an und für sich oder durch Complicationen den letalen Ausgang herbeiführt.

Eine ganz besondere Bedeutung erhalten endlich die Verletzungen und Erschütterungen des Kopfes noch dadurch, dass sie psychische Erkrankungen bedingen können, die entweder als alleinige directe und unmittelbare Folge des Insults auftreten oder sich erst nach längerer Zeit bemerklich machen, sei es, dass der Seelenstörung Erscheinungen organischer Hirnerkrankung vorangehen, sei es, dass durch die bestandene Verletzung nur eine Prädisposition zu Geisteskrankheit veranlasst wurde, auf der sich oft erst nach Jahren gelegentlich das psychische Leiden entwickelt.

Wenn wir nach diesen Vorausschickungen nun den Fall VIII noch einmal in Erwägung ziehen, so finden wir bei ihm allerdings zunächst Erscheinungen der Reizung (Schwindel, Ohrensausen, Kopfschmerz, Schlaflosigkeit, Gedankenflucht!), denen später Depressionssymptome (Trübsinn und Geistes-Trägheit) folgten und sind zu der Annahme berechtigt, dass entweder durch Fortpflanzung der Entzündung von dem Punkte der äusseren Verletzung auf die Hirnhäute oder direct durch die Erschütterung leichtgradige chronische Meningitis sich entwickelt habe. Mit dieser aber wäre die Ataxie, welche bei dem Kranken beobachtet wurde, nicht in Einklang zu bringen, und sie sowohl, die unter den gegebenen Verhältnissen nur als eine hysterische (cfr. Leyden, Klinik der Rückenmarks-Krankheiten, Band II, pag. 14) aufzufassen wäre, falls wir anders an ihrem wirklichen Vorhandensein nicht zweifeln, als auch die Art und Weise seiner Klagen, wie er solche 3 resp. 6 Jahre nach dem Unfall äussert, legen die Vermuthung nahe, dass wir in ihm einen Menschen sehen, dessen Nervensystem, zumal er in geistiger Beziehung, wie ausdrücklich bekundet wird, stets einen geringeren Grad von Energie besass, durch den Unfall so heftig alterirt wurde, dass er in Folge desselben in eine tiefe und eigenthümliche Verstimmung verfiel. Wir werden später noch mehrfach Anlass haben, auf derartige Zustände zurückzukommen, hier mögen diese Andeutungen genügen, und der Hinweis, dass in Wirklichkeit Fälle vorkommen, wo selbst bei grösster Sorgfalt es dem Arzte lange Zeit hindurch unmöglich ist, ein sicheres und bestimmtes Urtheil abzugeben.

Abschnitt II.

Die Verletzungen und Erschütterungen des Rückenmarks und ihre Folgen.

A. Anatomische, physiologische, diagnostische und therapeutische Vorbemerkungen.

Bereits in der Einleitung haben wir vorübergehend der mechanischen Momente gedacht, durch welche Erschütterungen und Verletzungen des Rückenmarks und seiner Umhüllungen bei Eisenbahn-Unfällen bedingt werden, und haben erkannt, dass bei Zusammenstössen, wie auch bei Entgleisungen, Zertrümmerungen der Fahrzeuge und in Folge dieser directe Einwirkungen von Schädlichkeiten auf die Wirbelsäule stattfinden können, dass bei beiden Vorkommnissen der Körper leicht auch mit Heftigkeit gegen feste Gegenstände gestossen und geschleudert wird, wobei abermals Gelegenheit zu Läsionen der Wirbelsäule und ihres Inhalts sich darbietet. In allen diesen Fällen nun müssen stets sichtbare Spuren von der Einwirkung des Trauma am Orte der Verletzung sich auffinden lassen, und die ersten pathologischen Erscheinungen werden sich somit stets unmittelbar an den erlittenen Insult anschliessen, wenn schon ihr Charakter anfänglich ein ganz anderer sein kann, als in der Folgezeit, wie z. B. wenn traumatische Entzündung von den knöchernen oder sehnigen Gebilden der Wirbel auf die Häute des Rückenmarks oder auf das Mark selber fortschreitet, resp. auch, wenn zunächst Nichts weiter, als nur eine unbedeutende Contusion der Weichtheile vorzuliegen scheint.

Wohl aber kann auch bei derartigen Unfällen, jedoch lediglich bei Zusammenstössen, ohne dass die Wirbelsäule in directen Contact mit der Schädlichkeit kam, eine Affection des Rückenmarks, die entweder nur vorübergehende Functionsstörung oder palpable Veränderungen nach sich zieht, in ganz eigenthümlicher Weise veranlasst werden.

Am 7. October 1852 folgte von der Station P. einem gemischten Zuge, der schwer belastet war, eine einzelne Locomotive in kurzem Zwischenraum. Durch starken Laubfall bei feuchtem Herbstwetter waren auf einer Strecke der Bahn, welche an jener Stelle ein Gehölz durchschneidet, die Schienen schlüpfrig und während hierdurch dem belasteten Zuge das Fortkommen im höchsten Grade erschwert wurde, versagten aus gleicher Ursache dem Maschinisten der alleingehenden Locomotive, als er plötzlich des langsam voranfahrenden Zuges gewahr wurde, die Bremsen den Dienst, so dass er von hinten mit grosser Vehemenz auf den Zug auflief. Bei den an dem Unfall betheiligten Personen kamen durch Herabstürzen von den Sitzen etc. vielfach Contusionen vor, nur der im letzten Wagen und zwar mit dem Rücken dem Orte des Zusammenstosses zugewandte Bäckermeister B., obgleich er äusserlich sichtbare Verletzungen nicht erlitt, trug eine schwerere Beschädigung davon. Er glaubte zunächst nur in Folge des Schrecks sich angegriffen zu fühlen, war im Stande nach seiner 6 Meilen entfernten Heimath zurückzukehren, musste jedoch am zweiten Tage sich niederlegen und ärztliche Hilfe in Anspruch nehmen. Schwächegefühl, ziehende Schmerzen in den unteren Extremitäten, sowie in dem unteren Theil des Rückens und fieberhafte Erscheinungen traten auf und immer deutlicher entwickelte sich vollständige Paraplegie, welche, sowie vorübergehend auch Incontinenz der Blase, einige Wochen bestand, sich alsdann aber unter Besserung des Allgemeinbefindens spontan zurückbildete. Patient konnte Ende October bereits das Bett wieder verlassen, erlangte jedoch erst nach reichlich 10 Wochen den unbehinderten Gebrauch seiner Gliedmaassen wieder. Leider ist über den Verlauf der Krankheit Genaueres nicht zu constatiren, obgleich der Betreffende, ein jetzt 76 Jahre alter Mann, noch in voller Rüstigkeit des Körpers und des Geistes lebt, sich jedoch der Einzelnheiten seines Leidens nicht mehr erinnert. —

Wenn wir den anatomischen Bau der Wirbelsäule betrachten, so finden wir, dass dieselbe eine biegsame Säule darstellt, deren Beweglichkeit je nach der Beschaffenheit der einzelnen Wirbel resp. ihrer Gelenkverbindungen und der Nachgiebigkeit ihrer Bandscheiben an ihren einzelnen Theilen sehr verschieden, im Brust- und Kreuz-Theil äusserst gering, im Hals- und Lenden-Theil dagegen ziemlich bedeutend ist. Trotzdem aber und obgleich die Verschiebbarkeit zweier Wirbel gegen einander stets nur als eine sehr beschränkte erscheint, besitzt die Wirbelsäule in ihrer Gesammtheit durch Zusammenwirken ihrer Theilbewegungen einen hohen Grad von Biegsamkeit und vermag, beschränkter in den Beugungen nach Hinten, Beugungen nach Vorn prompt und geschmeidig auszuführen. E. H. Weber prüfte den Grad der Beweglichkeit an den einzelnen Stellen und fand, dass bei starkem Ueberbeugen der Wirbelsäule nach Hinten an drei Punkten die Beugung am Stärksten sich ausspräche; zwischen den unteren Halswirbeln, dem 11. Brust- und 2. Lenden-Wirbel, sowie zwischen dem 4. Lenden-Wirbel und dem Kreuzbein.

Hieraus ergiebt sich, dass an diesen Stellen die Bänder die geringste Festigkeit haben, woher auch die mit Zerreissung der Bänder auftretenden Wirbelverrenkungen gerade hier vorzukommen pflegen, hier somit auch bei violenten Beugungen der Säule Zerrungen oder Verletzungen des Marks und seiner Häute am Leichtesten sich ereignen können.

Bei Zusammenstössen auf der Eisenbahn sind nun drei Möglichkeiten gegeben. Entweder laufen Fahrzeuge in entgegengesetzter Richtung auf einander, oder es stossen in Bewegung befindliche Fahrzeuge gegen stillstehende und genügenden Widerstand darbietende Gegenstände, endlich auch folgen, wie im vorerwähnten Falle, schneller sich bewegende Fahrzeuge langsamer sich bewegenden und laufen auf dieselben auf, wobei je nach der Art des Unfalls entweder der Sitz, den ein an dem Unfall Betheiligter einnimmt, plötzlich fixirt wird, während der Oberkörper gemäss dem Gesetze der Trägheit noch in schneller Bewegung verharrt, oder auch der Sitz plötzlich fortbewegt wird, während der Oberkörper momentan so schnell nicht folgen kann. Diejenigen Personen nun, welche dem Punkte des Zusammenstosses die Vorderseite ihres Körpers zukehren, werden in allen drei Fällen, meist ohne jede Benachtheiligung ihrer Gesundheit, eine schnelle Vorwärtsbewegung der Wirbelsäule ausführen und schlimmsten Falles eine leichte Zerrung der Ligamente davontragen, welche, wie bereits Boyer anführte, niemals von ernster Bedeutung ist, diejenigen aber, welche dem Punkte des Zusammenstosses den Rücken zuwenden, werden sehr leicht in dem Momente des Zusammenstosses eine plötzliche und äusserst violente Beugung resp. Einknickung der Wirbelsäule nach Hinten erleiden, welche in der Mehrzahl der Fälle verhängnissvolle Folgen nach sich zieht.

Die eigenthümliche Art, sowie die Intensität, mit welcher gemäss der enormen Wucht der in Bewegung befindlichen Massen die Rückwärtsbewegung der Wirbelsäule in derartigen Fällen geschieht, die ungemeine Plötzlichkeit des Vorganges, sowie endlich die sich vom Punkte des Zusammenstosses fortpflanzende Dröhnung und Erschütterung stellen Momente dar, wie sie in gleicher Weise eben nur bei Zusammenstössen auf Eisenbahnen gegeben sind, so dass hier in Wirklichkeit eine Affektion ganz besonderer Art, die recht eigentliche „railway spine", vorliegt, die also weniger aus der Erschütterung, als vielmehr aus der Erschütterung mit gleichzeitiger Zerrung und Quetschung des Rückenmarks und seiner Häute hervorgeht und die zumeist ihren Sitz an einem der oben angeführten drei Punkte als den erweislichen locis minoris resistentiae haben wird.

Für die Begutachtung angeblich bei Eisenbahn-Unfällen acquirirter Rückenmarks-Krankheiten wird es wichtig sein, diese Verhältnisse wohl im Auge zu behalten. Bei dem Fehlen jeder, auch der geringsten äusserlich sichtbaren Spur einer Verletzung unmittelbar nach dem erlittenen Insulte ist die Wahrscheinlichkeit einer Läsion des Rückenmarks überhaupt erst gegeben, wenn der angeblich Beschädigte bei einem Zusammenstoss, — mag letzterer auch ohne besondere Heftigkeit erfolgt sein — betheiligt war **und dem Punkte des Zusammenstosses den Rücken zuwandte!** — Abzusehen von diesen drei Voraussetzungen: der gewaltsamen Rückwärtsbeugung der Wirbelsäule, dem heftigen Anprallen mit dem Rücken gegen feste Gegenstände oder dem Aufschlagen solcher auf den Rücken, ist für Erschütterung des Rückenmarks bei Eisenbahnunfällen keine Gelegenheit gegeben, es sei denn, dass dieselbe durch Herabstürzen von einem Bremssitz veranlasst werde, wie dieses bei derartigen Ereignissen wohl möglich ist (cfr. Fall IX): wobei dann, wenn der Sturz auf das weiche Erdreich des Bahndammes erfolgte, gleichfalls jede äusserlich sichtbare Spur der Verletzung mangeln kann.

Schon Erichsen (On concussion of the Spine, 5. Lection) erwähnt dieses Sachverhalts, ohne jedoch auf denselben ausführlicher einzugehen.

Die Beschaffenheit des Wirbelcanals ist sehr wohl geeignet, das Mark bei leichteren Insulten vor Druck und Zerrung zu bewahren, auch trägt das zwischen dem in seinen Häuten eingeschlossenen Rückenmark und den Wirbeln reichlich abgelagerte Fett, sowie die zwischen Arachnoidea und Pia mater befindliche cerebro-spinale Flüssigkeit, welche einen continuirlich-gleichmässigen Druck auf die feste und zähe Nervenmasse ausübt, viel zum Schutze derselben bei.

Da die topographische Bestimmung eines gegebenen Punktes an der Wirbelsäule für unsere Zwecke besonders wichtig ist, so sei hier daran erinnert, dass die Dornfortsätze des 7. Hals- und ersten Brustwirbels am Weitesten hervorragen, dass die stärkste Prominenz der Wirbelsäule nach Hinten zwischen dem 6. und 7. Brustwirbel liegt, und dass zur weiteren Orientirung der Ansatz der untersten Rippen am 12. Brustwirbel benutzt werden kann, von welchem Punkte aus durch Betasten der Processus spinosi die übrigen Wirbel sich abzählen lassen. —

Alle pathologischen Zustände des Rückenmarks geben sich durch Funktionsstörungen zu erkennen, welche in peripheren Organen erscheinen. Ihre Diagnose ist eine angewandte Physiologie!

Dass Verletzung, resp. Zerstörung des Rückenmarks, Lähmung aller unterhalb der verletzten Stelle gelegenen Theile nach sich ziehe und gleichzeitig die Empfindung dieser Theile vernichte, war schon den ältesten Aerzten bekannt, jedoch beschränkte sich auf diese Thatsache und auf die hierauf begründete Anschauung, dass die Nerventhätigkeit vom Gehirn durch Vermittelung des Rückenmarks fortgeleitet werde, die gesammte Kenntniss über die Bedeutung desselben, und erst, nachdem im Anfange dieses Jahrhunderts durch Charles Bell und später durch Magendie die Forschung auf's Neue angeregt war, begann eine eigentliche Physiologie des Rückenmarks, welche durch die exacte Methode der Beobachtung schnell zu glänzenden Resultaten führte.

Es ist hier nicht der Platz, auf Einzelnheiten des jetzigen Wissens einzugehen, nur einige der wesentlichsten und zum Verständniss der pathologischen Erscheinungen nothwendig zu wissenden Thatsachen sei es gestattet, unter Hinweis auf Leyden's kurzgedrängte und vortreffliche Zusammenstellung (Klinik der Rückenmarks-Krankheiten, Band I, pag. 45 ff.) anzuführen.

Charles Bell wies zunächst nach, dass die vorderen Wurzeln der Rückenmarksnerven motorische, die hinteren sensible seien. Dass das Mark nicht allein einen Leitungsapparat, sondern auch ein selbstständiges Centrum darstellt, welches nach Abtragung des Gehirns auf Reizung, Bewegung auszulösen im Stande sei, hatten schon frühere Beobachter erkannt. M. Hall stellte fest, dass diese Bewegungen besonderer Art und von willkürlichen gänzlich verschieden sind. Wodurch aber dieselben, die sogenannten „Reflexbewegungen" zu Stande kommen, ob, wie Hall annahm, durch Vermittelung eines eigenen Fasersystems oder, wie Joh. Müller glaubte, durch dieselben Fasern, welche die Empfindung vermitteln, die einerseits mit dem Gehirn, andererseits im Rückenmark mit motorischen Elementen in Verbindung stehen, so dass nach Aufhebung ihres Zusammenhanges mit dem Gehirn, sie doch noch im Stande seien, ihre Erregung direct auf die motorischen Partieen des Marks zu übertragen, oder ob endlich die Erregung von einer Nervenfaser auf die andere im Centralorgan durch Ganglienzellen übergeleitet wird, ist noch nicht endgiltig entschieden, obwohl letztere Ansicht die wahrscheinlichste ist. Die Reflexbewegungen können durch gewisse Einflüsse erschwert, durch andere begünstigt werden. An und für sich wirkt das Gehirn hemmend auf dieselben, desgleichen Reizung gewisser Hirntheile. Es ist bekannt, wie selbst durch Willensimpuls Reflexerscheinungen unterdrückt werden können.

Aehnliche reflexhemmende Wirkungen können auch durch das Rückenmark selber bedingt sein; jede beträchtliche Reizung des centralen oder peripheren Nervensystems setzt, wie die sämmtlichen anderen Functionen, auch das Reflexvermögen des Rückenmarks herunter!

Wenngleich das Rückenmark nicht als hauptsächlichstes Organ der Coordination der Bewegungen gelten kann, als solches vielmehr vor Allem das kleine Gehirn und der Pons zu betrachten ist, so übt es dennoch auf dieselbe sehr wesentlichen Einfluss aus. Erkrankungen der hinteren Rückenmarksstränge zeigen bekanntlich stets gestörte Coordination und dürfte diese Erscheinung nur so zu erklären sein, dass, während der Impuls zu einer Bewegung vom Gehirn aus durch die motorischen Fasern des Rückenmarks geleitet wird, umgekehrt von der Peripherie aus, Empfindungen im Gehirn erregt werden, welche die intendirten Bewegungen in ihren einzelnen Akten gewissermaassen controlliren und nach Bedürfniss reguliren. Aus ganz analogen Gründen ist auch Motilität und Sensibilität stets mehr oder weniger von einander abhängig. Bei gestörter Sensibilität werden in Folge Aufhebung des Muskelsinns die Bewegungen regellos und ohne direct an Kraft einzubüssen, unsicher und schlecht beherrscht.

Sehr wichtig zum Verständniss pathologischer Vorgänge ist auch die Beachtung des trophischen Einflusses des Rückenmarks. — Muskeln, deren Nervenverbindung mit dem Rückenmark gestört ist, werden atrophisch; zwischen die zusammenfallenden Fibrillen derselben lagert sich Fett und Bindegewebe ein, doch bleibt ihnen lange Zeit die Fähigkeit, sich zu regeneriren, erhalten, sobald nur der Zusammenhang ihrer Nerven mit dem Rückenmark sich wieder herstellt. — Die graue Substanz ist wahrscheinlich der Sitz der trophischen Function, ob und wie weit sich an letzterer der Sympathicus betheiligt, ist ungewiss. —

Erkrankungen, die sich bis zur Medulla oblongata erstrecken, influiren mit Nothwendigkeit in Folge des Ursprungs des Vagus direct auf die Athembewegungen und die Thätigkeit des Herzens. Aber auch ausserdem beeinflusst das Rückenmark die Circulation des Bluts durch die vasomotorischen Nerven, welche in den Vordersträngen verlaufen und mit den motorischen Wurzeln austreten. Zerstörung des Marks erzeugt: Erweiterung der Arterien; Reizung: Verengerung derselben. Reizung der vordern Wurzel des 2. und 3. Halsnerven, sowie des betreffenden Markabschnitts bewirkt, so lange diese vordern Wurzeln und der Halstheil des Sympathicus intact sind, Erweiterung der Pupille, Trennung des Sympathicus von diesem „Centrum cilio-spinale“ Verengerung derselben. Ein ähnliches Centrum, das „Centrum genito-spinale“ liegt im Lendentheil, von wo aus die Erection, die Bewegungen der Blase, des Uterus etc. beherrscht werden. Auch die Thätigkeit der Sphincteren und der Motus peristalticus wird von diesem Centrum beeinflusst, so dass unter Anderem bei tiefer Erkrankung des Lendentheils nicht selten profuse Durchfälle auftreten.

Auch auf die Harnsecretion übt das Rückenmark bemerkenswerthen Einfluss aus. Fehlen auch hierüber zur Zeit noch genauere Beobachtungen, so scheint doch sicher erwiesen, dass bei Erkrankungen des Marks der Harn zumeist alkalisch reagirt.

Der innige Zusammenhang zwischen Gehirn und Rückenmark spricht sich nicht nur in anatomischer Hinsicht durch die Gemeinsamkeit der häutigen Umhüllungen beider, wie durch die Communication der spinalen mit der im Subarachnoidal-Raum und den Höhlen des Gehirns befindlichen Flüssigkeit aus, sondern auch in Bezug auf die pathologischen Vorgänge. Dieselben Veränderungen, die wir oben als mögliche Folge traumatischer Einwirkungen im Gehirn entstehen sahen, wiederholen sich in analoger Weise auch im Rückenmark, bei welchem die ausserordentliche Neigung der Weiterverbreitung entzündlicher Vorgänge die ernste Bedeutung jeder, auch der scheinbar geringfügigsten, Verletzung noch in besonderer Weise erhöht. Mit Recht sagt Abercrombie in Bezug hierauf, dass Alles aufgeboten werden müsse, die inflammatorische Reaction möglichst zu beschränken, weil diese leicht zu Structurveränderungen, zu Erweichungen (Myelomalacie) oder Verhärtungen (Myelosclerose) führe, letztere aber volle Genesung für immer ausschliessen. Besonders ist die Pia mater mit ihrem sehr reichlichen Gefässnetz zur Entzündung und zur weiteren Fortpflanzung einer solchen in hohem Grade geneigt, während andererseits wohl zu beachten ist, dass das Rückenmark selber eine verhältnissmässig bedeutende Widerstandskraft und Regenerationsfähigkeit besitzt, wodurch die Möglichkeit auch der Rückbildung von Functionsstörungen gegeben ist, wie sie nach Verletzung, Blutung und selbst nach Erweichung im Mark nicht selten in auffälligster Weise sich zutragen.

Ganz entsprechend der Commotio cerebri können die Erscheinungen der Erschütterung des Rückenmarks rasch und ohne weitere Beachtung zu erregen, vorübergehn; sie können, wie in dem oben mitgetheilten Fall, längere Zeit andauern, Lähmungen von verschiedener In- und Extensität bedingend, sie können endlich selbst den Tod herbeiführen, ohne dass nachweisbare anatomische Veränderungen im Mark sich finden (cfr. Leyden l. c. Band 2, pag. 92 ff.). In anderen Fällen kommt es jedoch zu anatomischen Läsionen, Rupturen der Membranen und capillären oder reichlicheren Blutergüssen in den Häuten oder in der Substanz des Rückenmarks, aus denen sich Meningitis, Myelomeningitis oder mit hämorrhagischer Erweichung verbundene (traumatische) Myelitis entwickelt. Diese Affectionen, die schleichend beginnen und anfänglich oft nur geringere Erscheinungen bewirken können, sind es, die unser Interesse ganz besonders in Anspruch nehmen.

Als seltene Folgen der Erschütterung des Rückenmarks sind Tetanus und Meningitis spinalis, auch die Entwickelung von Tumoren (cfr. Leyden l. c. Band 2, pag. 105 und Archiv für Psychiatrie etc. Band 8, Heft 1, pag. 32 ff.) beobachtet worden.

Fracturen und Luxationen der Wirbel sind relativ nicht häufig vorkommende Verletzungen. Bei sämmtlichen in das Bereich dieser Betrachtungen gezogenen Unfällen war nicht eine einzige derartige Läsion zu verzeichnen, dennoch ist die Möglichkeit zu denselben auch bei ihnen gegeben, sei es durch heftiges Aufschlagen sehr schwerer Gegenstände auf den Rücken, oder durch äusserst vehemente Beugung der Wirbelsäule.

Ob Luxation der Wirbel, d. h. Dislocation der Gelenkflächen, ohne gleichzeitige Fractur einzelner Partien der Wirbelknochen vorkommt, ist fraglich und die Möglichkeit dieser Verletzung nur bei den Halswirbeln erwiesen. — Die Diagnose der Fracturen ist unter Umständen schwierig; unvollkommene Brüche, Fissuren und Infractionen lassen sich mit Sicherheit nicht constatiren, nur die häufigste Form der Wirbelfractur, die mit Dislocation verknüpfte, sei es, dass nur Bruchfragmente dislocirt sind oder dass sich Luxation zu der Fractur hinzugesellte, bedingt Difformität und in der Mehrzahl der Fälle Compression des Marks! Leicht auch erfolgt an der betreffenden Stelle ein Blutaustritt, und es entwickelt sich von hier aus eine intensive Myelitis (cfr. Gurlt, Handbuch der Lehre von den Knochenbrüchen. Berlin 1864, Band 2. pag. 1—191). Entzündliche Vorgänge an den Knochen und Bändern der Wirbelsäule, wie solche leicht aus traumatischer Ursache sich herleiten, gekennzeichnet durch die besonders grosse Empfindlichkeit bei Druck und Berührung, pflanzen sich leicht auf die Dura und von dieser auf Arachnoidea und Pia fort. Selbständige Entzündung der letzteren, direct durch die Einwirkung eines Trauma, kommt gleichfalls relativ häufig vor und veranlasst die heftigsten Reizerscheinungen, meist auch lebhafte febrile Reaction.

Das Hauptsymptom aller Rückenmarks-Affectionen ist die Lähmung, vorzüglich die der unteren Extremitäten, von der leichteren Abstumpfung des Gefühls und Mattigkeit der Bewegung (Paraparese) bis zu mehr oder weniger vollständiger Unempfindlichkeit und Unbeweglichkeit (Paraplegie), oft mit gleichzeitiger Betheiligung der Sphincteren von Blase und Mastdarm, während die oberen Extremitäten meist nicht oder nur in geringem Grade ergriffen sind, ausgenommen bei der schwersten Form der Rückenmarkslähmung, der allgemeinen Spinalparalyse. In practischer Beziehung wichtig ist der Unterschied der „schmerzhaften" Paraplegie von der „schmerzfrei" verlaufenden, auf welchen zuerst Cruveilhier aufmerksam machte. Erstere begleitet gewöhnlich die Compressions-Myelitis, letztere bekundet meist eine Texturerkrankung des Marks.

Nicht selten findet sich bei Myelitis, namentlich bei der von der Peripherie aus durch Neuritis erzeugten Form dieses Leidens, die eine Rückenmarkshälfte stärker betheiligt als die andere, und ist in solchen Fällen gewöhnlich auf der einen Seite die Motilität stärker, als die Sensibilität, auf der anderen hingegen letztere mehr als erstere afficirt.

Auch isolirte Lähmungen einer Extremität oder einzelner Muskelgruppen, deren Unterscheidung von rheumatischen oder neuritischen kaum möglich, können durch circumscripte Läsionen des Rückenmarks, wenngleich wohl immer nur in äusserst seltenen Fällen, veranlasst werden. — Hat die Läsion ihren Sitz im Lumbaltheil, so beschränken sich die paralytischen Erscheinungen selbstverständlich auf die unteren Extremitäten; ist der Dorsaltheil afficirt, so sind die Sphincteren mitbetheiligt; sitzt das Leiden hoch oben im Rücken, so treten oft stürmische Herzactionen auf. Bei cervicaler Myelitis sind auch die oberen Extremitäten ergriffen, zugleich finden sich bei sehr hohem Sitz der Affection: Athembeschwerden, Störungen der Deglutition und Sprachbehinderung. Häufig zeigt sich bei Myelitis dorsalis, auch bei Myelitis cervicalis: Erectio penis. Oft ist das Glied nur theilweise erigirt, und sind die Erectionen dem Kranken sehr lästig und schmerzhaft, oft auch ist das Leiden von Anfang an von Impotenz begleitet.

Von den bei Affectionen des Rückenmarks auftretenden Krampfformen interessiren uns hier besonders die zuerst von Brown-Séquard beschriebenen und von ihm als „Spinal-Epilepsy" bezeichneten heftigen krampfhaften Bewegungen der unteren Extremitäten, welche spontan oder nach Reizung auftreten, und welche hauptsächlich bei circumscripter Myelitis der Dorsalpartie vorzukommen scheinen. —

Um den Grad einer Lähmung zu bestimmen, ist die Prüfung der motorischen Kraft erforderlich. Meist genügen zu unseren Zwecken annähernde Bezeichnungen, wie, dass mässiger Druck der Hand, schwache Bewegung der Zehen, mühsames Aufheben des Schenkels möglich sei, oder man bezeichnet auch ungefähr den Widerstand, welchen die zu untersuchenden Muskeln einer Gewalt entgegensetzen, z. B. beim Strecken des flectirten Arms etc.

Lähmung und lähmungsartige Schwäche ist der Zustand der Muskeln, in welchem die willkürliche Contractionskraft abgenommen hat; von ihr ist wohl zu unterscheiden die Energie und Ausdauer derselben, deren Abnahme störender und von ernsterer Bedeutung ist, als eine nicht gar zu bedeutende Verminderung der effectiven Kraft. Den Grad einer zu schnell eintretenden Ermüdung objectiv zu beurtheilen, ist unmöglich. Ein solcher Kranker kann nicht längere Zeit ruhig stehen, beim Gehen wirft er die Beine eigenthümlich, tritt schwerfällig und stampfend auf, macht langsame und kleine Schritte und vermag nicht die Füsse in genügender Weise zu erheben.

Die elektromusculäre Reizbarkeit, welche zuerst von M. Hall genauer untersucht wurde, hat in Betreff einer diagnostischen Verwerthung nicht den Erwartungen jenes berühmten Forschers entsprochen, da sie lediglich von dem Ernährungszustand der betreffenden Muskeln abhängt und den Fortschritten etwaiger Degeneration derselben proportional abnimmt, dennoch ist die Prüfung des elektrischen Verhaltens oft deshalb wichtig, weil durch dieselbe der Willenseinfluss ausgeschlossen wird.

Auch in Bezug auf Prüfung der Reflexerregbarkeit dürfte die elektrische Untersuchung ein sehr brauchbares Hilfsmittel darbieten, in deren Ermangelung jedoch auch mechanische Reizungen (Kitzeln der Fusssohle, Berührung der Haut an der Innenfläche der Oberschenkel etc.) sehr befriedigende Resultate liefern.

Muskelspannung, noch häufiger Muskelsteifheit kommt gleichfalls nicht selten bei Affectionen des Rückenmarks vor. Die Bewegungen der betreffenden Muskeln erfolgen zögernd und mit Anstrengung, und auf dieses eigenthümliche Verhalten der Muskeln dürfte in den meisten Fällen auch die leichter eintretende Ermüdung zurückzuführen sein.

Im Bereiche der sensiblen Nerven finden sich bei den verschiedenen Affectionen des Rückenmarks und seiner Umhüllungen Hyperästhesien vor Allem als Rückenschmerz. Von besonderer Heftigkeit ist derselbe bei Meningitis, am Intensivsten bei der Entzündung der Pia. Druck und Bewegung steigern ihn bei dieser bis zum Unerträglichen, während er bei Myelitis dumpfer und weniger durch Bewegung der Wirbelsäule, als vielmehr durch Druck auf dieselbe erregt wird. Nicht selten findet sich der Schmerz zwischen den Schultern, weniger häufig im Brust- und oberen Lendentheil, häufiger in der Kreuzgegend; er beschränkt sich zumeist auf den Ort der Affection, zumal bei Myelitis und tritt spontan besonders häufig unter dem Einfluss ungünstiger Witterung auf. Um ihn genauer zu localisiren, sind Herabstreichen längs der Wirbelsäule mit einem in heisses Wasser getauchten Schwamm oder die Percussion empfohlen. Gleichzeitig mit dem Schmerz und wohl in Folge desselben findet sich gewöhnlich Steifigkeit und Immobilität der Wirbelsäule, letztere namentlich bei meningitischen Prozessen. Sehr bezeichnend ist eine bei Myelitis und Wirbelerkrankung ziemlich häufig vorkommende eigenthümliche Empfindung, welche von der Wirbelsäule sich um den Rumpf erstreckend ein Gefühl lästiger Oppression, gleichwie von einem umgelegten

Reifen erzeugt. Auch ausstrahlende Schmerzen, namentlich an den Extremitäten, reissend bei Meningitis, dumpfer und paroxysmenweise bei Myelitis, sind häufig, desgleichen Formicationen, zumal wo die Nervenwurzeln bei ihrem Austritt einen Druck erfahren, wie bei Geschwülsten und Blutungen. Abschwächung der Sensibilität, Taubsein, vor Allem in den Fusssohlen, ist gleichfalls meist vorhanden, doch ist die Betheiligung der Sensibilität, resp. ihrer einzelnen Qualitäten eine sehr verschiedene. Die Intensität und Ausdehnung ihrer Störung lässt sich diagnostisch in Bezug auf die Betheiligung der hinteren Stränge des Rückenmarks an dem pathologischen Prozess, Ausbreitung oder Rückbildung des letzteren, oft in sehr dienlicher Weise verwerthen. Auch dürfte hier das Kniephänomen (cfr. Berlin. Klin. Wochenschr. d. 1878 No. 1, pag. 4) nicht selten wichtige Anhaltspunkte in diagnostischer Beziehung darbieten.

Ueber die Störungen der Coordination, die namentlich bei Erkrankung der hinteren Rückenmarkspartien besonders auffällig hervortreten, haben wir oben bereits gesprochen, desgleichen auch der trophischen Vorgänge Erwähnung gethan. Ueber letztere ist noch zu erwähnen, dass mit chronischem Rückenmarksleiden behaftete Kranke oft längere Zeit hindurch einen leidlich guten Allgemeinzustand aufweisen, und dass erst im weiteren Verlaufe sich Abmagerung und ein mehr oder weniger leidendes Aussehen einstellt.

Schliesslich müssen wir noch des Umstandes gedenken, dass Rückenmarksaffectionen leicht das Gehirn in Mitleidenschaft ziehen, indem entweder, wie häufig bei chronischer Myelitis, das Gehirn gleichzeitig und gleichartig erkrankt, oder indem entzündliche Prozesse vom Rückenmark direct auf dasselbe übergreifen. So sehen wir im Gefolge von Erkrankungen des Rückenmarks Geistesstörung auftreten, besonders häufig aber das Auge in den Kreis der pathischen Vorgänge gezogen werden und Lähmung der Augenmuskeln, vor Allem Atrophie des Opticus entstehen, welche letztere oft sogar den ersten sicheren Anhalt für die Diagnose darbietet. — Auch Anarthrie ist keineswegs selten und zeigt nach Art und Intensität mannichfache Verschiedenheiten. —

Trotz der grossen Wichtigkeit der geringfügigsten pathologischen Veränderungen im Rückenmark und ihrer Einwirkung auf den gesammten Organismus entbehrt dennoch die Diagnose der Spinalaffectionen vielfach der wünschenswerthen Sicherheit. Angewiesen auf Symptome, welche oftmals eine verschiedenartige Deutung gestatten und sich mehr oder weniger leicht objectiver Beurtheilung entziehen, begegnen wir, selbst wo es gelingt, auf die Art und die Ausbreitung des anatomisch-pathologischen Vorganges sichere Rückschlüsse zu ziehen, neuen Schwierigkeiten hinsichtlich der Prognose. Im Allgemeinen kann behauptet werden, dass, wenn nicht alsbald, spätestens innerhalb eines halben bis eines ganzen Jahres nach ihrem Entstehen, bei einer aus einem Trauma hervorgegangenen Erkrankung des Rückenmarks Heilung eintritt, die Aussicht auf eine vollständige Wiederherstellung, selbst bei relativ günstigem Verlauf eine geringe ist, und dass je schleichender sich eine Paraplegie entwickelte, die Prognose desto ungünstiger sich gestaltet. Der tödtliche Ausgang kann jederzeit erfolgen; in acuten Fällen geschieht es innerhalb einiger Monate nach dem Unfall durch Fortschreiten der Entzündung bis zur Medulla oblongata, zumeist jedoch erst später durch intercurrente Krankheiten, in Folge einer durch Stagnation des Urins bedingten Cystitis, oder es nimmt auch das Leiden einen chronischen Verlauf, und nicht selten sind Fälle beobachtet worden, in denen dasselbe lange Jahre hindurch ertragen wurde.

In Betreff der Therapie erscheint als goldene Regel allem Andern vorangestellt werden zu müssen, dass die absoluteste körperliche und geistige Ruhe erstes und wichtigstes Erforderniss für die Heilung aller traumatischen Affectionen des Rückenmarks und seiner Umhüllungen ist, und dass die strengste Antiphlogose unmittelbar nach dem Unfall, lokale Application der Kälte, bei Innehalten der Bauchlage Blutentleerungen durch Blutegel oder Schröpfköpfe, später Ableitungen durch Vesicatore und örtliche Anwendung des Quecksilbers und der Jodpräparate indicirt erscheint. Erst nachdem das entzündliche Stadium überwunden ist, eröffnet sich ein weiteres Feld für therapeutische Eingriffe und kaum in einer andern Krankheit hat Vielgeschäftigkeit oder zu frühe Anwendung erregender Mittel wohl so viel Schaden gestiftet, wie hier! — Auch jetzt noch bleibt möglichste körperliche Ruhe Hauptsache, daneben sind Gegenreize am Platz, periodische Application trockener Schröpfköpfe, Sinapismen etc. Innerlich dürfte sich zunächst der

Gebrauch des Jodkalium oder des Bromkalium, event. auch des Sublimat empfehlen. Dabei verbessere man vorsichtig die bisher mehr entziehende Diät. Erst wenn längere Zeit alle, auch die geringsten entzündlichen Erscheinungen geschwunden sind, und Lähmung oder lähmungsartige Schwäche zurückblieb, ist ein vorsichtiger Versuch mit roborirenden und excitirenden Mitteln gestattet und es dürften hier vor Allem Strychnin und Eisen, sowie die China-Präparate am Platze sein; jetzt schreite man auch zur Anwendung örtlich belebender Einreibungen, der Sool-, Schwefel- und Thermal-Bäder, der Douchen und der Elektricität, auch lasse man die Muskeln durch Bewegung, event. durch Heilgymnastik, üben und kräftigen. Je später diese Mittel in Gebrauch gezogen werden, desto segensreicher werden sie wirken, während ihre zu frühe Anwendung, wie leider so häufig geschehen, unwiderbringlichen Schaden stiftet. Ist der gewünschte Erfolg erzielt, so dürften zu weiterer Kräftigung die Hydrotherapie, sowie die Moor- und Seebäder sich nützlich erweisen.

B. Casuistik.

Abtheilung I.

Fälle sicher constatirter traumatischer Erkrankungen des Rückenmarks und seiner Häute.

Fall IX. Fall vom Bremssitz bei einem Zusammenstoss; chronische Myelomeningitis.

Bei Gelegenheit eines Zusammenstosses am 2. April 1862 wurde der 24jährige Schaffner G. von seinem Schaffnersitz herunter geschleudert und stürzte rücklings auf die Böschung des Bahndammes. Er fühlte sofort nach dem Sturze einen starken Schmerz im Kreuz, der ihm Bewegung erschwerte, jedoch solche nicht gänzlich verhinderte. Am nächsten Tage versuchte er wieder Dienst zu thun, musste jedoch alsbald davon Abstand nehmen und in seine Behausung zurückkehren, da sich heftigere Schmerzen im Rücken einstellten, welche binnen Kurzem eine solche Höhe erreichten, dass Patient nicht mehr im Stande war sich zu bewegen und sogar am Sitzen verhindert wurde. Nachdem bei entsprechender Behandlung der Schmerz ein wenig gemildert war, wurden zunächst, da lähmungsartige Schwäche der unteren Extremitäten und leichtgradige Anästhesie, namentlich an den Oberschenkeln auftrat, der Gebrauch von Schwefelbädern und im Mai bereits eine Badekur in Rehme verordnet. Die Reise dorthin, sowie sogleich die ersten Bäder bekamen dem Patienten ausserordentlich schlecht: der Schmerz im Rücken steigerte sich auf's Neue bis zum Unerträglichen, die Lähmung der unteren Extremitäten nahm zu, und ein Gefühl grosser allgemeiner Hinfälligkeit machte sich geltend. Mydriasis auf dem rechten Auge und Anfälle intensiven Kopfschmerzes stellten sich ein, welche letzteren den Patienten niederwarfen und zu denen sich alsbald heftige krampfartige Zuckungen in den unteren Extremitäten hinzugesellten.

Am 15. August verliess Patient, nachdem ihm ein Haarseil in den Nacken gesetzt war, das Bad, und kehrte in sehr verschlechtertem Zustand nach Haus zurück. Es trat Harnverhaltung auf, der binnen Kurzem Incontinenz der Blase folgte, die Accomodationslähmung auf dem rechten Auge bestand mit Hartnäckigkeit fort, und Patient war in dem Gebrauch seines Sehvermögens sehr beeinträchtigt.

Die Lähmung beider unteren Extremitäten machte Fortschritte; Reflexzuckungen traten häufiger, schliesslich bei den geringfügigsten Anlässen, bei Kaltwerden der Fusssohlen etc., 2—3 Mal täglich auf und wurden so heftig, dass Patient „wie ein Stück Vieh“ auf der Erde herumgewälzt wurde. Intensiver Schmerz im Rücken peinigte ihn, und die äusserste Hilfslosigkeit bewirkte, dass er das Bett nicht mehr verlassen konnte.

Am linken Bein, an welchem, zumal an der Hinterseite bis zur Hüfte, vollständige Anästhesie vorhanden war, entwickelte sich Extensionscontractur im Knie, die mehrere Monate andauerte.

Reichlich ein Jahr nach dem Unfall besserte sich der Allgemeinzustand ein wenig. Die spastischen Erscheinungen schwanden, Patient bekam besseren Appetit und fühlte sich kräftiger. — Ende Mai 1863 konnte er auf das Land gebracht werden, doch war die

Lähmung der unteren Extremitäten noch so hochgradig, dass er absolut unvermögend war zu gehen, wohingegen die Accommodationsparese mehr und mehr schwand. Fortgesetzte galvanische und faradische Behandlung, der Gebrauch warmer Bäder, und Douchen auf das Kreuz bewirkten nunmehr weiteren Rückgang der Lähmungserscheinungen und im August ejusd. ann. berichtete Patient selber, „dass es ihm recht gut gehe und dass die Lähmung in den Füssen mehr und mehr abzunehmen scheine". — Mit Eintritt der ungünstigen Jahreszeit verschlechterte sich abermals sein Befinden und würde nunmehr für ihn die Hilfe Romberg's in Anspruch genommen. Am 24. November 1863 sprach Letzterer sich dahin aus, dass bei der „schon so langen Dauer und den bisherigen unaufhaltsamen Fortschritten der Affection an eine Wiederherstellung des pp. G. nicht mehr gedacht werden könne, auch eine vollständige Wiederherstellung des Sehvermögens kaum zu erwarten sei".

In Folge dessen pensionirt siedelte Patient im Februar 1864 in seine Heimath über. Sein Befinden verschlechterte sich abermals, er verfiel auf's Neue in hochgradige Schwäche, eine Steigerung der Lähmung machte sich bemerkbar und dehnte sich dieselbe, wenngleich nur in geringerem Grade, nunmehr auch auf beide Arme aus.

Unter dem Gebrauch warmer Bäder mit Seesalz wurde abermalige Besserung und bedeutender Rückgang der Lähmungserscheinungen erzielt. Je ruhiger Patient sich hielt, desto besser wurde im Allgemeinen sein Befinden, auf welches in sehr auffälliger Weise stets auch die Jahreszeiten einzuwirken schienen.

Am 11. September 1876 berichtete er mit sehr unsicherer, aber immerhin lesbarer Schrift in einem Briefe, dass er in der Wirbelsäule häufig noch ein brennendes Gefühl empfinde; hin und wieder komme es emporgestiegen, wie Quecksilber, bis in das Genick; er bekomme alsdann einen Schlag im Kopf, falle um, schluchze, schlage mit Armen und Beinen umher und habe uufreiwilligen Abgang von Stuhl und Urin. Ueberhaupt sei Blase und Mastdarm gänzlich gelähmt. Häufig träte auch Retention des Harns auf, so dass das Einführen des Katheters nothwendig würde.

Die Lähmung der Motilität und der Sensibilität sei in den letzten 10 Jahren ziemlich unverändert geblieben, hätte sich jedoch eher gebessert als verschlechtert, der Zustand des Sehvermögens lasse gleichfalls viel zu wünschen übrig, auch sei die Sprache stotternd geworden, die Gemüthsstimmung eine traurige und oft äusserst gedrückte.

Gegenwärtig, also mehr als 16 Jahre seit dem Beginn des Leidens, ist trotz Fortbestehens der Lähmungserscheinungen bei dem pp. G. insofern eine weitere bedeutende Besserung eingetreten, als Schmerz im Rücken gänzlich geschwunden ist, und nur noch periodisch das Gefühl von Brennen in der Wirbelsäule sich bemerklich macht. Patient ist wiederum befähigt zu gehen, wennschon nur bei gehöriger Unterstützung; auch ist sein Gang mühsam, unsicher und schleppend. Die Empfindung in den Fusssohlen ist gänzlich erloschen, in den Händen sehr geschwächt. Jeder Gegenstand, den er ergreift, erscheint ihm grösser als er ist. Besonders quälend sind für ihn die vollständige Lähmung der Blase und des Mastdarms und die hieraus entspringenden Beschwerden. Krampfhafte Erscheinungen sind in letzterer Zeit nicht mehr aufgetreten, dafür hat jedoch bei sehr mangelhaftem Appetit das Gefühl der allgemeinen Schwäche und Hinfälligkeit wiederum zugenommen und wird durch allnächtlich auftretenden starken Schweiss, der sich namentlich an den mehr gelähmten Körpertheilen bemerklich macht, gesteigert. —

Fall X. Entgleisung. Heftiger Fall auf den Rücken. Chronische Myelomeningitis.

Am 10. August 1863 verunglückte der damals 39 Jahre alte Packmeister E. bei Gelegenheit einer Entgleisung des Packwagens, in dessen Packraum er sich befand, dadurch, dass er, der Spitze des Zuges den Rücken zukehrend, in Folge des heftigen Stosses, welchen der Wagen im Moment der Entgleisung erhielt, rücklings mit ausserordentlicher Heftigkeit auf die Kante einer Kiste geworfen wurde. Vergeblich versuchte er, bevor der Zug zum Stehen gebracht war, sich wieder emporzurichten, er vermochte es nicht und erlitt durch auf ihn fallende Gepäckstücke auch an beiden Beinen nicht unbedeutende Contusionen, welche sowohl wie die am Rücken davongetragene bedeutende Quetschung der Knochen und Weichtheile ihm anfänglich heftige Schmerzen verursachten. Nach 14 Tagen sich soweit hergestellt fühlend, um seinen Dienst wieder aufzunehmen, wurde er durch die nach kurzer Fahrt auf's Neue auftretenden heftigen Schmerzempfindungen im Rücken genöthigt sich abermals krank zu melden und machte sich nunmehr (etwa sechs Wochen nach dem Unfall!) lähmungsartige Schwäche in beiden Beinen bemerklich. —

Sehr langsam nur nahmen die Lähmungserscheinungen zu, die Schmerzen im Rücken schwanden fast gänzlich, das Allgemeinbefinden war zufriedenstellend. Unglücklicherweise ging auch dieser Patient im Mai 1864 zur Kur nach Rehme, woselbst durch die stark erregenden Thermalbäder auf's Neue inflammatorische Reizung in der Medulla und den Meningen angefacht wurde und sich durch heftige Schmerzen und Steifigkeit im Rücken, Gürtelgefühl um die Brust, Schwindel, Abnahme der Sehkraft, Flimmern vor den Augen, Lähmung der Blase, Formicationen in den Händen und Füssen, Gefühl grosser Schwäche bei fieberhafter Erregung, sowie bedeutende Steigerung der Lähmung in den unteren Extremitäten documentirte. —

In voller Ruhe, welche Patient nach seiner Heimkehr nothgedrungen beobachtete, besserte sich allmählich sein Befinden, so dass er den nächstfolgenden Winter leidlich verbrachte.

Trotz der schlechten Erfahrung des Vorjahres ging Patient auch 1865 wieder nach Rehme. Von dort berichtete d. d. 29. Mai ejusd. Dr. B. „dass E. an weitverbreiteten Lähmungserscheinungen leide, welche mit Symptomen grosser nervöser Reizbarkeit verbunden seien. Letzterem Umstande sei es wohl auch zuzuschreiben, dass, wie zuvor, auch dieses Mal die Thermalbäder von dem Patienten nicht vertragen würden; auch selbst einfache Soolbäder schienen ungünstig auf ihn zu wirken etc.“ — Dr. B. rieth unter diesen Umständen dem pp. E. die Abbrechung der Kur an und sandte ihn nach S., woselbst er Schlammbäder nehmen sollte.

Anfänglich bekamen die letzteren dem Patienten scheinbar vortrefflich, nach dem 12. Bade jedoch trat eine so bedeutende Verschlechterung seines Befindens ein, dass er den Kurort verliess und ihm ärztlicherseits Nichts als absolute körperliche Ruhe anempfohlen wurde. — Ende 1865 wurde E. pensionirt, und besserte sich spontan sein Befinden mit den Jahren derartig, dass der jetzt 54 Jahre alte Mann durchaus als ein relativ Gesunder erscheint, wenngleich allgemeine Muskelschwäche, sowie ein geringer Grad von Schwachsichtigkeit bei ihm vorhanden ist, welche Uebelstände, sowie eine gewisse Unsicherheit der Bewegungen und leicht auftretende Rückenschmerzen ihn verhindern, anhaltend thätig zu sein. —

Fall XI. Zusammenstoss. Chronische Myelitis. Relativ sehr günstiger Verlauf und Ausgang in theilweise Genesung.

Bei einem sehr heftigen Zusammenstoss zweier in entgegengesetzter Richtung laufenden Züge am 12. September 1872 (cf. Fall I) wurde der 46jährige Postconducteur Sch. in der Weise verletzt, dass er durch die Wirkung des Stosses rücklings gegen die Kante eines Tisches im Postcoupé geschleudert wurde und eine bedeutende Contusion erlitt. Der ihn zuerst behandelnde Arzt Dr. M. glaubte anfänglich eine Verletzung des Rückenmarks ausschliessen und lediglich eine Läsion der Ligamente annehmen zu dürfen, da Störungen der Motilität oder der Sensibilität nicht vorhanden waren, Patient auch 6 Wochen nach dem Unfall im Zimmer, wenngleich nur unter Schmerz und mit grosser Anstrengung, umherzugehen vermochte, „ungefähr in der Art, wie Jemand der am Hexenschuss leidet“. — Besonders schwer wurde ihm, sich, wenn er sass, zu erheben, auch sank er bei längerem Stehen in sich zusammen. Bei der Berührung der Wirbelsäule äusserte Sch. lebhaften Schmerz, am meisten am 5. bis 11. Brustwirbel, besonders an dem 10. und 11., dem Punkte der Einwirkung des Trauma. Selbst bei mässigem Druck mit dem Finger auf diese Wirbel zuckte Patient zusammen. Der Schmerz strahlte nach seiner Angabe um den Brustkasten und über das Hinterhaupt bis zum Scheitel empor. Das Aussehen des Sch. war ein bekümmertes und sorgenvolles, und er bekundete im Hinblick auf seine Frau und seine Kinder grosse Muthlosigkeit. Dr. B., welcher nach dem Dr. M. die Behandlung des Kranken übernahm, folgerte aus der Heftigkeit des Schmerzes sofort auf eine ernstere Bedeutung des Leidens. „Bei dem Stosse, so spricht sich dieser treffliche Beobachter aus, wurde die obere und untere Körperhälfte zurückgeschleudert; die fest in einander gefügten Brustwirbel erlitten eine gewaltsame Dehnung nach Hinten, während die beweglichen Lendenwirbel in einem grösseren Bogen auszuweichen vermochten, ohne Schaden zu erleiden. Der Insult war ein so intensiver, dass das Rückenmark nothwendigerweise dabei eine Läsion hat erleiden müssen und die Verletzung somit als eine schwere zu erachten ist" etc. Am 28. December ejusd. ann. berichtet derselbe Gewährsmann, dass sich das Aussehen des Sch. vortheilhaft verändert habe: statt des Ausdrucks des Leidens, des Kummers und der Niedergeschlagenheit spreche sich Wohlbefinden und eine gewisse Freudigkeit in seinem Gesichte aus. Sch. selbst gäbe an, dass ein grosser Theil seiner Schmerzen und Beschwerden geschwunden oder doch im Abnehmen begriffen sei; noch sei er freilich nicht so weit wiederhergestellt, dass er das Zimmer verlassen könne, doch schöpfe er aus dem Fortschreiten seiner Besserung Zuversicht, dass er gänzlich genesen werde. — Bei dem Versuche sich zu erheben, schob Sch. sich langsam an den vorderen Rand des Sophas, auf dem er sass, stützte beide Hände auf dasselbe und erhob sich nun mühevoll mit ängstlicher Schonung der Streckmuskeln des Rumpfes. Einmal aufgerichtet, konnte er, wenn auch unbeholfen, doch ohne zu wanken, einige Male im Zimmer auf- und niedergehen. Das Niedersetzen geschah mit derselben Umständlichkeit wie das Aufstehen. — Appetit und Verdauung waren gut. — Abermals $^1/_2$ Jahr später fand derselbe Expert auf's Neue eine erhebliche Besserung. Das Aussehen des Sch. war frischer und kräftiger, er konnte ohne Hilfe aufstehen und sich niedersetzen, nur vermochte er nicht, wenn er sass, den Oberkörper frei vorzubeugen. Er ging wieder aus, doch war sein Gang schleppend, namentlich den linken Schenkel vermochte er nicht frei zu bewegen, sondern schleifte beim Gehen den Boden mit der Sohle, auch ermüdete er leicht und überkam ihn bei längerem Gehen das Gefühl ausserordentlicher Schwäche, welches mit Schmerzen in der Kreuzgegend verbunden war. Sch. besuchte im Sommer 1873 auf Anrathen seines Arztes Teplitz. Die dortige Kur bekam ihm in Bezug auf sein Allgemeinbefinden sehr gut, hinsichtlich der Steifigkeit und lähmungsartigen Schwäche der unteren Extremitäten, namentlich des linken Beines jedoch trat eine wesentliche Aenderung nicht ein. Sch. vermochte das linke Knie nicht gehörig zu beugen oder zu strecken und den Fuss mit der Spitze nicht weit genug zu erheben, so dass er fortgesetzt den Boden beim Gehen mit diesem

Fusse streifte. Auch die Schmerzhaftigkeit in der Kreuzgegend persistirte. Jede Biegung der Wirbelsäule nach vorn vermied Patient auf das Aengstlichste und war ganz unvermögend sich zu bücken. Beim Aufrichten streckte er das linke Bein vor und erhob sich mit Unterstützung der Arme auf dem rechten Fusse. Der Zustand ist seitdem ziemlich der gleiche geblieben. Patient wurde pensionirt, die Bahnverwaltung verpflichtete sich zur Zahlung eines namhaften Zuschusses für die Zeit seiner Erwerbsunfähigkeit und Patient verzog nach Q., von wo er selber am 1. Mai 1875 berichtete, dass sein Rücken vollständig steif sei, dass er namentlich bei Wetterveränderung viel Schmerzen habe, dass seit zwei Jahren zu den früheren Beschwerden auch noch Störungen der Harnentleerung (Incontinenz der Blase) bei ihm hinzugetreten seien etc.

Im weiteren Verlauf der Zeit hat sich der Zustand des Sch. wiederum gebessert. Die Harnbeschwerden sind gänzlich beseitigt, die Lähmungserscheinungen geringer geworden. Sch. schleppt das linke Bein etwas nach, klagt hin und wieder über Kreuzschmerzen, erfreut sich aber im Uebrigen eines ungetrübten Wohlbefindens und ist der Zustand in den letzten zwei Jahren absolut derselbe geblieben. —

Fall XII. Zusammenstoss. Acute Myelomeningitis ascendens, wahrscheinlich ausgehend von einem Blutaustritt in den Häuten.

Bei demselben Zusammenstoss, aus welchem der vorstehend mitgetheilte Fall hervorging, wurde auch der Locomotivführer P. S., 30 Jahre alt, in der Art verletzt, dass er bei dem Zusammenprallen der beiden Züge mit grosser Vehemenz rücklings auf den Tender seiner Maschine geschleudert wurde, und sich dabei bedeutende Contusionen der linken Hüfte, sowie des rechten Oberarmes zuzog. Gleich nach dem Unfall fühlte er sich im ganzen Körper wie zerschlagen und wurde, da er unvermögend war zu gehen, in einem Wagen nach seiner Behausung gebracht. Intensive Schmerzen in der beschädigten Hüfte peinigten ihn, und es gesellten sich zu diesen sofort auch Schmerzen im Rücken, die anhaltend heftiger wurden, so dass er nicht im Stande war, sich allein aufzurichten oder längere Zeit zu sitzen, und nur in gebeugter Haltung, mit Hilfe einer Stütze, schwer und mit grossen Schmerzen sich bewegen konnte. Seine Klagen blieben während des nächsten halben Jahres ziemlich unverändert. Sein Aussehen war schlecht, der Körper magerte ab, die Gesichtszüge verfielen, die Farbe war blass, die Stimme matt und klanglos. Beim Gehen machte sich ein Nachschleppen des linken Beines bemerklich, der Gang selber war sehr unbeholfen, alle Bewegungen erfolgten zitternd. Ziehende und reissende Schmerzen in verschiedenen Körpertheilen traten auf. Digestion und Urinabsonderung waren normal.

Im Juni 1873 gesellten sich zu den früheren Beschwerden anhaltende Schmerzen und Spannungsgefühl vom Hinterkopf herab längs der Wirbelsäule, Schwindelanfälle traten auf, Lähmung und Anästhesie in den Beinen nahmen zu, letztere namentlich am rechten Unterschenkel, Kraftlosigkeit und Zittern der Arme und Hände trat stärker hervor, und psychische Störung leitete sich ein durch Gedächtnissschwäche, wechselnde Stimmung, unruhigen, durch schreckhafte Träume gestörten Schlaf. Die allgemeine Ernährung hatte nicht auffällig gelitten, die Muskulatur blieb ziemlich kräftig, dagegen begann die Sprache schleppend und unverständlich zu werden. Da nunmehr über die Natur des Leidens kein Zweifel mehr obwalten konnte, wurde P. S. mit vollem Gehalt entlassen, starb jedoch bald darauf als eins der ersten Opfer der in seinem Wohnort auftretenden Cholera.

Im vorstehenden Fall könnte es fraglich erscheinen, ob der entzündliche Process innerhalb des Wirbelkanals entstand, oder ob er nicht vielmehr von den contusionirten Körpertheilen, zumal der Hüfte, längs der Nerven zum Mark und seinen Häuten gelangte, doch lässt der schnelle Eintritt der ersten Erscheinungen, die sofortige Behinderung der Bewegung, die lebhafte Schmerzhaftigkeit etc. fast als wahrscheinlicher annehmen, dass eine meningeale Blutung den Ausgangspunkt des Leidens bildete.

Fall XIII. Entgleisung. Starke Stösse in den Rücken. Chronische Myelitis.

Bei Gelegenheit einer sehr verhängnissvollen Entgleisung am 30. Juni 1872, wobei Locomotive und Tender quer über das zweite Geleise geworfen, ein Gepäck- und ein Personenwagen theilweise zertrümmert und Maschinist und Feuermann auf der Stelle getödtet wurden, erlitt unter Anderem auch der 42jährige Zugführer K. dadurch eine ernste Verletzung, dass er in seinem Coupé mit grosser Gewalt herumgeschleudert wurde und mehrfach so heftige Stösse gegen Kopf und Rücken empfing, dass er einige Zeit bewusstlos liegen blieb und eine starke Contusion der Weichtheile, an Kopf und Rücken davontrug. Er wies zunächst Erscheinungen des Shock, starke psychische Erregung, grosse Hinfälligkeit, kleinen, sehr beschleunigten Puls etc. auf, und es gesellten sich alsbald zu diesen Beschwerden Schmerzen im Rücken, zu denen einige Wochen später Lähmungserscheinungen in den unteren Extremitäten traten, sowie auch Störungen des Sehvermögens: Diplopie und Myodescopie. Nachdem die Erscheinungen diese Höhe erreicht hatten, trat ein Stillstand in der Entwicklung des Leidens ein, und blieb der Zustand in den nächsten zwei Jahren ziemlich unverändert, obgleich K. vielerlei Kuren unternahm, sich auch einer sehr intensiven Behandlung mit der Electricität unterzog. Im August 1876 klagte K. besonders über fortwährende Formicationen in den Beinen; die Störung der Motilität und der Sensibilität in denselben hatte in geringerem Maasse zugenommen, der Gang war sehr unsicher und schwankend. Der Schlaf war unruhig, schreckhaft, häufig gestört durch ein Gefühl des Herunterfallens, Appetit schwach, Verdauung träge. Leichte Lähmung der Blase war vorhanden. Diplopie bestand noch fort. Schwindelanfälle traten auf, häufig auch Kopf- und intensive Rückenschmerzen, namentlich bei Witterungswechsel, weshalb Patient sie als „rheumatische“ bezeichnet. Im Allgemeinen äusserte sich Patient dahin, dass sein Zustand in den letzten Jahren nicht gerade verschlimmert, aber auch keineswegs gebessert sei, und der ihn behandelnde Arzt bestätigte diese Angaben durchaus, indem er noch hinzufügte, dass sich bei dem Patienten Gedächtnisssschwäche anfange bemerklich zu machen Im Laufe der letzten zwei Jahre hat sich der Zustand des pp. K. abermals langsam verschlechtert, besonders leidet er gegenwärtig an zeitweilig auftretenden Congestionen nach dem Kopf und paroxysmenweise ihn befallenden heftigen Rückenschmerzen, sowie an fortgesetzten Formicationen in den Beinen. Die Diplopie in Folge ungenauer optischer Einstellung der Augen besteht gleichfalls noch fort, die Sehschwäche ist bedeutender geworden, die linke Pupille ist stark erweitert, der allgemeine Ernährungszustand liegt darnieder.

Fall XIV. Zusammenstoss. Acute Meningitis spinalis mit geringer Betheiligung der Medulla.

Eine von dem Locomotivführer F. geführte Maschine rannte, in Folge falscher Weichenstellung, am 28. April 1868, heftig auf einen stillstehenden Lastzug auf. F. 34 Jahre alt, trug, indem er mit grosser Gewalt auf den Rücken hinschlug, eine bedeutende Contusion der Kreuzgegend davon, verlor auf kurze Zeit die Besinnung und musste sich wegen Schmerz und Steifigkeit im Rücken einige Tage zu Hause halten. Schröpfköpfe und russische Bäder kamen zur Anwendung. Am 9. Mai trat F. wieder in Dienst, doch bewirkte die Erschütterung des Fahrens sehr bald erneuten Eintritt von Schmerzen im Kreuz, die nach den Schultern ausstrahlten, sich mit dem Gefühl grosser Hinfälligkeit verbanden und ihn veranlassten, sich nach 3 Tagen abermals krank zu melden. — Erscheinungen einer intensiven und weitverbreiteten Entzündung der Rückenmarkshäute, an welcher das Mark nur wenig betheiligt schien, machten sich geltend: grosse Schmerzhaftigkeit und Steifigkeit der Wirbelsäule, bei nur geringer Störung der Motilität! Der Prozess pflanzte sich schnell auf das Gehirn fort; eine tiefe gemüthliche Verstimmung mit intermittirend auftretenden Erregungszuständen, heftiger Kopfschmerz, Anfälle von Weinkrämpfen traten auf und führten einen Zustand vollständiger Melancholie herbei, in welchem Patient sich am 10. Juli ejusd. ann. selber das Leben nahm.

Die genauere Deutung der pathologischen Zustände im vorliegenden Fall wäre mit Sicherheit wohl nur aus dem anatomischen Befunde herzuleiten gewesen. Vermuthlich handelte es sich um einen geringen meningealen Blutaustritt in der Kreuzgegend, welchem entzündliche Reaction folgte. Diese wurde nahezu rückgängig. Die erneute Erschütterung bedingte ein Wiederaufflammen der Entzündung und ihre rasche Ausbreitung.

Das Gesammtbild dürfte am Meisten dafür sprechen, dass die Hämorrhagie auf der Innenfläche der Dura stattgefunden, dass also eine Pachymeningitis spinalis interna traumatica vorlag (cfr. Leyden l. c. Band I, pag. 403 sub 3).

Obgleich wir, dem Plane unserer Arbeit gemäss, nur auf die bei Zusammenstössen und Entgleisungen entstandenen Verletzungen Bezug nehmen, sei es dennoch gestattet, anhangsweise hier auch zweier Fälle Erwähnung zu thun, die wohl geeignet sein dürften, in mehrfacher Hinsicht unser Interesse in Anspruch zu nehmen.

Fall XV. Rückenmarks-Erschütterung durch Fall auf den Rücken. Myelitis chronica cerebro-spinalis.

Der Locomotivführer R. 32 Jahre alt, verunglückte am 26. November 1864 in der Art, dass er, im Begriff an seiner Maschine eine Reparatur vorzunehmen, mit dem linken Bein in das Pumpwerk gerieth, eine Fractura cruris davontrug, gleichzeitig aber mit grosser Gewalt rückwärts von der Maschine heruntergeschleudert wurde, und mit dem Kreuz auf die Schiene des Nebengeleises aufschlug.

Nach Heilung der Fractur trat R. wieder in Dienst, doch hatte sich in der Zwischenzeit ein Augenleiden bei ihm entwickelt, welches zuerst in Amblyopie bestand und ihn bei Verrichtung seiner Dienstfunctionen in so hohem Grade behinderte, dass er nur noch im Rangirdienst thätig sein konnte. Seines Augenleidens wegen wandte er sich im October 1865, also beinahe ein Jahr nach dem Unfall, an einen unserer berühmtesten Ophthalmologen, welcher „atrophische Degeneration des Sehnerven“ constatirte und aus diesem Befunde bereits eine richtige Würdigung des Leidens herleitete, obgleich damals die spinalen Symptome nur erst sehr schwach bei dem Patienten ausgesprochen waren und lediglich in lähmungsartiger Schwäche in den unteren Extremitäten und einer eigenthümlichen choreaartigen Unsicherheit in den Bewegungen bestanden. Im Februar 1867 erkrankte R. bei Zunahme der Sehschwäche unter fieberhaften Erscheinungen, er kam in ein Krankenhaus, doch wurde leider nichts Genaueres über den Verlauf dieses acuten Stadiums constatirt, nach welchem sich psychische Alteration bei dem Patienten bemerklich machte. Gleichzeitig entwickelte sich nunmehr bei ihm in ausserordentlich charakteristischer Weise jene eigenthümliche Sprachstörung, welche fast constant bei cerebro-spinaler Sklerose beobachtet wird. — In jener Zeit sah ich den pp. R. zuerst. Sein Aussehen war damals keineswegs schlecht. Die Gesichtsfarbe frisch; die allgemeine Ernährung lag durchaus nicht darnieder. Störung der Motilität zeigte sich nur an den unteren Extremitäten. Der Gang war höchst auffällig, ähnlich dem eines Betrunkenen. Die Beine wurden schlenkernd und in zitternden Stössen bewegt und namentlich im Anfang des Fortschreitens schwankte der ganze Körper hin und her. Die Sprache war schwer verständlich und lallend. Von wesentlichem Einfluss auf dieselbe war psychische Erregung. Es genügte, den pp. R. scharf anzusehen, um das Stottern bis zur Unverständlichkeit zu steigern, und es gesellten sich alsdann eigenthümliche spastische Zuckungen in den oberen und unteren Extremitäten dazu. Auch Unbekannten gegenüber konnte er sich schwerer verständlich machen. Gerade entgegengesetzt dem Verhalten bei Ataxie konnte der pp. R. sonderbarer Weise im Dunkeln besser gehen, als im Hellen. Er ermüdete sehr leicht, bediente sich eines Stockes, weil er ohne solchen das Gleichgewicht nicht zu halten vermochte. Am Oberschenkel war Rigidität der Muskeln sehr deutlich vorhanden, Störungen der Sensibilität waren nicht nachzuweisen, auch erinnere ich mich nicht, dass R. jemals über Schmerzen geklagt hätte. Heftige Schwindelanfälle traten auf; der zunehmende Stumpfsinn des Kranken machte im April 1868 seine Aufnahme in's Irrenhaus nothwendig, in welchem er am 21. August ejusd. ann. verstarb. Leider war es mir nicht möglich, einen Obductionsbefund zu erhalten.

Im vorstehenden Fall ist besonders die anfängliche Latenz der Erkrankung des Rückenmarks beachtenswerth, welche ihre Erklärung durch die absolute Körperruhe des Patienten während Heilung der Fractur finden dürfte. Das acute Stadium ging in Folge dessen gänzlich unbemerkt vorüber, und erst die durch Entwickelung sklerotischer Herde bedingte atrophische Degeneration des Sehnerven lenkte die Aufmerksamkeit auch auf die anderen erst schwächer ausgesprochenen Symptome hin.

Fall XVI. Heftiger Stoss gegen den Rücken. Meningitis spinalis chronica.

Im November 1855 wurde der von dem 27. Jahre alten Schaffner P. eingenommene Bremssitz beim Passiren einer Station durch den unrichtig stehenden Ausleger eines Wasserkrahns von hinten getroffen, abgerissen und auf den nächsten Wagen geschleudert. Der Sitz zertrümmerte, P. erlitt eine heftige Contusion am unteren Theil des Rückens und am rechten Oberschenkel und war sofort nach dem Ereigniss unvermögend, sich zu bewegen. In der Folgezeit klagte er über Steifigkeit im Rücken und Schmerzen in der Kreuzgegend, sowie in dem contusionirten Schenkel. Sein Zustand besserte sich jedoch alsbald derartig, dass er im Februar 1856 im Stande war, wieder leichteren Dienst zu thun, allerdings nur für kürzere Zeit; denn nach 3 Monaten trat unter Steigerung der Schmerzen im Rücken bei ihm ein so absolutes Bedürfniss nach Ruhe ein, dass er auf's Neue den Dienst quittiren musste. Bis zum folgenden September war unter Anwendung warmer Bäder etc. wiederum wesentliche Besserung erzielt; Patient bat um abermalige Verwendung im Fahrdienst, doch wurde diesem Wunsche nicht entsprochen. Mit dem Eintritt des Winters traten au'f Neue rheumaähnliche Schmerzen, namentlich in den unteren Extremitäten und gesteigerte Beschwerden im Rücken auf, so dass Patient in ein Krankenhaus ging, welches er Ende Mai 1857 so gebessert verliess, dass er wiederum, wenn auch in geringem Maasse, dienstlich thätig sein konnte. Den Sommer hindurch war das Befinden des Patienten ein leidliches. Mit abermaligem Eintritt der ungünstigen Jahreszeit erkrankte er jedoch auf's Neue unter fieberhaften Erscheinungen an heftigen Schmerzen im Rücken, litt an Schlaflosigkeit und grosser Unruhe und es machte sich nunmehr alsbald auch ein sehr gesteigerter Grad von allgemeiner Schwäche bei ihm bemerklich, so dass er im November und December 1857 gezwungen war, anhaltende Ruhe im Bett zu beobachten. Patient, dem es an erforderlicher Pflege mangelte, ging abermals in's Krankenhaus, aus welchem (d. d. 24. März 1858) berichtet wird, dass P. sehr heruntergekommen sei, über Schmerz im Rücken klage, zeitweilig lebhaft fiebere und an lähmungsartiger Schwäche der unteren Extremitäten leide. Paroxysmenweise auftretende heftige Neuralgieen seien stets von vermehrter Motilitätsstörung gefolgt etc. Unter abwechselnder Besserung und Verschlechterung verbrachte Patient die erste Hälfte des Jahres 1858 und ging im Juli zur Kur nach Rehme. Die alsbald eintretende äusserst ungünstige Wirkung der Thermalbäder, namentlich auch auf die Schmerzen, die sehr viel heftiger auftraten, veranlassten den Patient nach O. überzusiedeln, woselbst er sich unter dem Gebrauch einfacher warmer Salzbäder allmählich erholte, so dass er auch im nächsten Winter (1859/60) im leichteren Dienst in den Bureaus beschäftigt werden konnte. Mitte März 1860 trat in Folge einer Erkältung wiederum eine Verschlimmerung ein, die den Patienten gänzlich arbeitsunfähig machte. Er ging abermals in ein Krankenhaus, aus diesem nach Rehme, wo jetzt nicht nur Bäder, sondern auch eine electrische Behandlung, jedoch leider nur mit ungünstigem Erfolg, angewendet wurde.

Patient, an seiner Wiederherstellung verzweifelnd, brach die Kur ab und suchte, ausserordentlich elend, über die heftigsten Schmerzen, Schlaflosigkeit etc. klagend, absolut unfähig zu stehen oder zu gehen, bei Verwandten in L. ein Unterkommen. Er selber gab in jener Zeit ganz richtig an, dass er vier Mal einen Rückfall seines Leidens erlitten, und dass jeder Rückfall eine bedeutende dauernde Verschlechterung seines Allgemeinbefindens zurückgelassen habe.

Am 13. November 1860, also gerade 5 Jahre nach dem Unfall, berichtete Dr. T. über den Patienten, dass derselbe abgemagert, seine Musculatur welk und schwach, sein Gesichtsausdruck leidend, die Stimmung gedrückt und traurig sei. Er klage über anhaltenden dumpfen Schmerz, vornehmlich im Hinterhaupte, Gedächtnissschwäche, grosse Unruhe, Mattigkeit und sehr mangelhaften Schlaf. Geruch und Geschmack hatten sehr an Schärfe verloren, das Sehvermögen war nicht beeinträchtigt, die Lähmungserscheinungen waren an den unteren Extremitäten bedeutender, als an den oberen. Bei der geringsten Anstrengung machte sich starkes Zittern bemerklich. Der mit gespreizten Beinen gehende Kranke hob die Füsse kaum vom Boden, er empfand die Resistenz desselben nur undeutlich und musste jeden Schritt durch das Gesicht controlliren. Bei Schliessen der Augen und im Dunkeln gerieth

Patient in's Schwanken, auch war er nicht im Stande, sich zu bücken ohne zu fallen. Die Muskelkraft war sehr geschwächt. Der Sphincter der Blase war leicht gelähmt, der Urin musste oft gelassen werden, ging auch häufig unwillkürlich ab.

Respiration, Circulation und Digestion waren nicht alterirt, Impotenz war nicht vorhanden. — Die Sensibilität war sehr gestört, Patient fühlte Nadelstiche im Gesicht, am Rumpf, an den Armen und Händen kaum und nur als einen Druck, er localisirte falsch und war an den unteren Extremitäten vollständig anästhetisch. Die Temperatur der Haut war dem Gefühl nach herabgesetzt. Subjectiv war Kältegefühl abwechselnd mit fliegender Hitze und einem Gefühl von Schmerz der Glieder vorhanden. Hände und Füsse zeigten leicht cyanotische Färbung. In den folgenden Jahren trat in dem Zustand des P. nicht allein keine Verschlechterung, sondern eine so wesentliche Besserung ein, dass derselbe befähigt wurde, einem kleinen Ladengeschäft vorzustehen. Im Jahre 1876 berichtete Patient, dass sein Zustand bei gehöriger Ruhe und Pflege ein ziemlich erträglicher sei, dass er jedoch nicht im Stande wäre, sich irgend welchen Anstrengungen zu unterziehen. Bei längerem Gehen bekomme er Schmerzen im Rücken, habe sehr bald das Gefühl grosser Ermüdung, auch trete häufig Oedem an den Knöcheln auf, welches sich bei horizontaler Lage des Körpers in wenigen Tagen wieder verliere. Geistige Anstrengung müsse er meiden, Schlaflosigkeit sei stets die Folge solcher. Im Sommer seien die Beschwerden bei Weitem geringer als im Winter, auch wirke die Witterung sehr auf sein Befinden ein. Appetit sei gut, trotzdem sei der Körper sehr abgemagert. Alle erregenden Mittel, Spirituosen, Kaffee etc. vertrage er nicht. Die Anästhesie sei namentlich in den unteren Extremitäten unverändert wie früher geblieben, hingegen seien die Störungen in der Urinsecretion geschwunden, auch sei die Motilität weniger gestört als einstmals, nur könne er die Füsse nicht vom Boden erheben und sei ihm Treppensteigen unmöglich.

Patient hat 8 gesunde Kinder, das älteste war damals 12, das jüngste 2 Jahre alt. — Gegenwärtig, also 23 Jahre nach dem Beginn des Leidens befindet sich Patient, bei welchem vor Jahresfrist am unteren Ende des Rückgrats nach heftigen entzündlichen Erscheinungen ein grosser Abscess entstand, der aller Behandlung trotzend, noch heute bedeutende Mengen Eiter absondert, ungeachtet des hierdurch in hohem Grade geschwächten allgemeinen Körperzustandes den Umständen nach zufriedenstellend, ja sogar sind die früher des Oefteren anfallsweise auftretenden heftigen Rückenschmerzen seit dem Hinzutreten der neuen Affection gänzlich geschwunden, so dass Patient glaubt der anhaltenden Eiterabsonderung eine günstige Rückwirkung auf sein Befinden beilegen zu sollen. —

Besonders interessant erscheint bei vorstehendem Fall vor Allem die ausserordentlich geringe Betheiligung des Rückenmarks an dem krankhaften, schon so lange andauernden Processe in den Häuten, speciell wohl der Pia; noch auffälliger ist, dass sogar die schwachen Anzeichen von Myelitis, die stellenweis auftraten, sich so gut wie vollständig zurückgebildet haben.

Ueber die Bedeutung und die Natur der seit einem Jahr bestehenden Eiterentleerung am unteren Ende des Rückens ist es leider unmöglich, auf die wenig exacten Angaben hin und ohne eigene genaue Untersuchung ein Urtheil abzugeben. —

Trotz der Verschiedenheit im Einzelnen zeigt sich in den vorstehend mitgetheilten, wie in allen aus gleicher Ursache hervorgehenden Fällen von traumatischer Erkrankung des Rückenmarks und seiner Häute, im Ganzen eine höchst auffällige Uebereinstimmung in der Gestaltung und Aufeinanderfolge der Symptome.

Unmittelbar [1]) nach dem Unfall glaubt der in besagter Weise Verletzte zumeist sich lediglich nur in Folge des bestandenen Schrecks und der etwa erlittenen Contusionen zerschlagen und angegriffen zu fühlen, vermag auch seine Reise, event. bis in seine Heimath noch fortzusetzen, versucht selbst nach einigen Tagen der Ruhe, zumal als dann der Shock überwunden ist und ein Gefühl grösseren Wohlbefindens Platz greift, seine gewohnte Thätigkeit wieder aufzunehmen, erkennt aber sehr bald, dass er dazu nicht im Stande ist. Gemüthlich verstimmt und beunruhigt, meist auch fieberhaft erregt, fühlt er sich nun, bei mangelhaftem Appetit und gestörter Verdauung, matt und elend; er ermüdet leicht und eine

[1]) cfr. J. Erichsen: On railway and other injuries etc. pag. 80 ff. Leyden l. c. Band 2, pag. 99 ff.

gewisse Steifigkeit im Rücken und in den Lenden erschweren ihm jede Bewegung. Schmerzen im Rücken, gewöhnlich von einer bestimmten Stelle ausstrahlend, machen Beugung desselben unmöglich und veranlassen eine steife und gezwungene Haltung. Druck auf die Dornfortsätze verstärkt den Schmerz. Meist ist derselbe des Morgens, in Folge der durch die Nachtruhe im Bett bedingten Congestion nach dem Rücken gesteigert, wird bei Bewegung anfänglich milder, hernach jedoch desto intensiver. Auch der Gang fängt nunmehr an, characteristische Eigenthümlichkeiten zu zeigen. Patient setzt die Füsse weit auseinander; gewöhnlich schleppt er das eine Bein nach, tritt plattfüssig auf und geht unbeholfen, ähnlich wie ein Blinder; das Treppensteigen fällt ihm schwer, namentlich das Herabsteigen, wobei er meist genöthigt ist, nach Art der Kinder, jede Stufe einzeln zu überwinden. Oft treten jetzt auch das Gefühl des umgelegten Reifens und Hyperästhesieen auf, zunächst an einzelnen Theilen des Rückens, Formicationen und neuralgische Schmerzen in einzelnen Gliedern, namentlich in den Beinen. Seltener ist das Vorkommen der im Fall IX beobachteten Krampfformen.

Die Störungen der Sensibilität bleiben im weiteren Verlauf meist hinter den Störungen der Motilität zurück. Mit Zunahme der paralytischen Erscheinungen machen sich Beeinträchtigungen in den Functionen der Sinnesorgane, namentlich des Auges, bemerklich: Alteration der Sehstärke, Accommodationsparese etc.; auch die eigenthümliche Sprachstörung, der wir im Fall XIV begegneten. Oft schon frühzeitig treten cerebrale Erscheinungen: Kopfschmerz, Schwindel, Gedächnissschwäche etc. auf und erreichen nicht selten (cfr. Fall XIV) eine solche Höhe, dass sie die spinalen Symptome ganz in den Hintergrund drängen und die Diagnose leicht sogar irre leiten.

Die ersten deutlich ausgesprochenen paralytischen Erscheinungen, und diese fehlen, gleichgiltig, ob sie mehr oder weniger schnell vorübergehen oder dauernd bleiben, in keinem Falle, beginnen gewöhnlich schon 6—8 Wochen nach der Verletzung (cfr. Fall IX, X, XIII, XIV) sich zu zeigen, nicht selten aber auch erst später, bis zu 2 Jahren und mehr nach dem erlittenen Insulte (cfr. Fall XI, XII, XV, XVI). Selbst jedoch bei verhältnissmässig spätem Eintritt der Lähmungen findet man bei genauer Prüfung, dass niemals zwischen Unfall und deutlichem Hervortreten des Leidens ein Zeitpunkt vollständig ungetrübter Gesundheit vorhanden war, wohl aber treten häufig Remissionen ein, die den Kranken veranlassen, die gewohnte Thätigkeit wieder aufzunehmen, allerdings nur um demnächst davon Abstand nehmen zu müssen. Jeder derartige Versuch straft sich meist durch eine bedeutende Verschlechterung des Zustandes und jede einzelne Exacerbation lässt gern dauernden Nachtheil in dem Allgemeinbefinden zurück (cfr. Fall IX und XIV). —

Ausgangspunkt nachfolgender entzündlicher Processe bilden bei den durch Eisenbahn-Unfälle veranlassten Verletzungen des Rückenmarks und seiner Häute wohl am häufigsten intermeningeale Blutungen (cfr. Fall IX, XII, XIV und XVI), nicht selten ist Fortpflanzung inflammatorischer Reizung von den knöchernen und sehnigen Gebilden der Wirbelsäule zunächst auf die Dura (cfr. Fall XI) und von dieser auf die übrigen Häute und event. das Mark, weniger oft ereignet sich directe traumatische Läsion der Markmasse durch Quetschung seiner Substanz oder durch medulläre Hämorrhagien (cfr. Fall XIII und XV). Je geringer die Blutungen, desto unbedeutender sind, unmittelbar nach der Verletzung, die Symptome, erst späterhin kommt es, oft unter Beihilfe weiterer Schädlichkeiten, zur Entwickelung schleichender Entzündungen, die je nach ihrem hauptsächlichsten Sitze verschiedenartig verlaufen. Zwar fällt die Trennung der meningitischen und myelitischen Processe practisch meist wenig in's Gewicht, zumal fast stets durch Entzündung des einen Gebildes das andere mehr oder weniger in Mitleidenschaft gezogen wird, dennoch bieten sich gewisse Anhaltspunkte zur differentiellen Diagnose dar. Bei Blutergüssen zwischen den Wirbeln und der Dura oder zwischen den einzelnen Meningen sind die Reizerscheinungen stets besonders ausgeprägt und gehen längere Zeit den paralytischen voran: die heftigsten Rückenschmerzen, Krämpfe, Contracturen etc. treten in den Vordergrund (cfr. Fall IX), während bei medullären Hämorrhagien, die meist grössere oder geringere Zertrümmerung der Marksubstanz zur Folge haben, zunächst Lähmung der Motilität, sowie der Sensibilität eintritt (cfr. Fall XV). In prognostischer Beziehung ist dieser Unterschied sehr bemerkenswerth, da, je geringer die Betheiligung der Marksubstanz, desto günstiger, wenigstens quoad vitam, sich die Vorhersage gestaltet.

Die mitgetheilten Fälle bestätigen dieses und gestatten auch ihrerseits sehr günstige Rückschlüsse im Allgemeinen hinsichtlich der Prognose. Vollkommene Genesung ist, selbst bei zeitweilig ziemlich weit vorgeschrittener Lähmung keineswegs ausgeschlossen (cfr. Fall X), unvollkommene Genesung, trotz vorübergehender Schwere der Symptome, sehr wohl möglich (cfr. Fall IX und XI) und selbst wo kein absoluter Stillstand in der Entwickelung des Leidens eintritt, erfolgt das Fortschreiten desselben häufig äusserst langsam und wenig intensiv (cf. Fall XIII). Trotz stürmischer Symptome im Beginn kann die Erkrankung jederzeit einen chronischen Verlauf annehmen und als widriger Gefährte den Betreffenden durchs Leben geleiten, ohne dem Leben selber ein Ziel zu setzen (cfr. Fall XVI).

Selten überhaupt wird der Tod, wie schon in den allgemeinen Vorbemerkungen ausgeführt wurde, direct durch das Leiden (cfr. Fall XV) herbeigeführt, meist indirect (cfr. Fall XIV) oder durch intercurrente Erkrankungen (cfr. Fall XII). Bemerkenswerth ist auch, dass bei allen vorstehend mitgetheilten Fällen starke Contusionen stattgefunden hatten und äusserlich sichtbare Spuren der Einwirkung des Trauma sich fanden. Zwei Mal (cfr. Fall X und XI) hatten ausserdem jene Bedingungen obgewaltet, deren wir oben als geeignet zur Hervorbringung der specifischen „Railway spine" Erwähnung thaten. — Auch in Bezug auf die Therapie bestätigen unsere Fälle das oben hierüber Behauptete (cfr. Fall IX, X und XVI) und erweisen die Richtigkeit der Warnung vor Anwendung aller erregenden Mittel, ehe nicht jede Spur von entzündlicher Reizung beseitigt ist.

Abtheilung II.

Fälle erwiesener Simulation von traumatischer Erkrankung des Rückenmarks und seiner Häute.

Während in der forensischen, wie auch in der militärärztlichen Praxis Simulationen der verschiedensten Krankheitszustände ausserordentlich häufig vorkommen und daher die in derartiger Thätigkeit stehenden Aerzte daran gewöhnt sind, in entsprechenden Fällen Misstrauen in die Mittheilungen angeblich Kranker zu setzen, wird der practische Arzt um so leichter, zumal durch geschickt durchgeführte Simulationen getäuscht werden können, je mehr ihn eine wohl begründete Scheu zurückhält, Klagen mit Zweifel aufzunehmen, und im Gegensatz zu der rein humanen Aufgabe seines Berufs Nebenzwecke, noch dazu so höchst peinlicher Art, zu verfolgen. Natürlicher ist es, dass er auf Treu und Glauben ihm Geklagtes als wirklich begründet betrachtet und es vermeidet, dem sich an ihn Wendenden mit einem, von vornherein sogar durchaus unberechtigten Argwohn zu begegnen. Dennoch ist es bei den hier in Rede stehenden, wie bei allen Fällen, wo aus einer bestimmten Beschaffenheit des körperlichen Gesundheitszustandes für den Betreffenden möglicherweise Vortheile sich herleiten lassen, Pflicht für den gewissenhaften Arzt an Simulation zu denken und sich stets bewusst zu sein, wie leicht ein zu bereitwillig oder vorschnell gethaner Ausspruch in gewinnsüchtiger Absicht missbraucht werden kann.

Genaue Feststellung des Hergangs bei dem betreffenden Ereigniss, die Erwägung, ob die Schwere des Insults mit der Schwere der veranlassenden Momente harmonire, und ob die betreffende Darstellung des angeblich Verletzten mit anderweitig sicher Festgestelltem übereinstimmt; Fragen nach absonderlichen Symptomen, sorgfältige Beachtung der geringsten Widersprüche mit den eigenen Angaben oder dem, was aus der allgemeinen ärztlichen Erfahrung, sowie aus Aussagen Anderer über Thun und Treiben des vermeintlich Kranken hervorgeht, sind absolut nothwendig, um das Urtheil klarzustellen. Ein weites Feld eröffnet sich für Scharfsinn und Combination, zumal von allen Simulationen die motorischen Paralysen mit am Schwersten zu entdecken sind und es sich hier fast ausschliesslich um solche handelt.

Simulation gestörter Sensibilität wird meist durch überraschende und schmerzhafte Eingriffe (energischere Nadelstiche etc.) bald erkannt; angeblich vorhandene Störungen des Sehvermögens erfordern nicht selten die Untersuchung durch den Augenspiegel, oft aber dürften schon Proben mit Brillen aus Fensterglas etc. genügen, Täuschungen nachzuweisen. Bei vorhandener Erweiterung der

Pupille ist der Verdacht auf angewandte künstliche Mittel keineswegs auszuschliessen. Dass Incontinenz der Blase, wie dieses gern geschieht, fälschlich von dem angeblich Kranken behauptet wird, ergiebt sich aus einer Ocularinspection der Umgebung der Geschlechtstheile, welche bei wirklich vorhandener Incontinenz ebenso, wie die Innenfläche der Oberschenkel, geröthet und mit Erosionen bedeckt ist, auch findet sich dabei die Harnröhren-Mündung fortwährend, und selbst alsbald nach jedesmaligem Abtrocknen feucht, während Kleidung und Wäsche, trotz aller etwa angewandter Reinlichkeit Urinflecken aufweisen. — Niemals begnüge man sich mit einer einmaligen Untersuchung und gründe auf solche sein Urtheil. Mehrfache, namentlich auch überraschende Besuche und längere, oft über Monate sich erstreckende Beobachtung sind absolut erforderlich, um eine Diagnose sicher zu stellen, welcher an Schwierigkeit oftmals wohl nur die Beurtheilung zweifelhaft gewordener Gemüthszustände gleichsteht.

Wie aber im einzelnen Falle die Simulation chronischer traumatischer Rückenmarksleiden erfolgreich durchgeführt wird, mögen die folgenden Fälle erweisen:

Fall XVII. Angeblich bei einer Entgleisung erlittene Erschütterung des Rückenmarks.

Am 22. November 1862 war der 30 Jahre alte Schaffner v. W. bei einer Entgleisung betheiligt. Er that zunächst nach dem Unfall noch Dienst, klagte aber am zweiten Tage über Schmerzen im Kopf und in der Brust und meldete sich krank, weil er „körperlich und geistig zu sehr gelitten habe". Am 22. April 1863 attestirte Dr. R., dass v. W. in Folge von „Erschütterung des Gehirns und Rückenmarks" an anhaltenden, periodisch bis zur Unbesinnlichkeit sich steigernden Kopfschmerzen leide, sowie an einer chronischen Schwäche der Unterleibsorgane, Stuhlverstopfung etc.; Abnahme des Gedächtnisses und der Sehkraft mache sich bemerklich, desgleichen grosse Schwäche und Mattigkeit in den Beinen etc. Im Juni 1863 berichtete Dr. H. über v. W., dass derselbe an grosser Depression des Nervensystems leide, oft Thränenerguss habe, über Gefühl von Taubheit in den Gliedmaassen, unregelmässigen Stuhlgang, constanten Schmerz im Hinterhaupt, Sausen in den

Ohren und häufigen Schwindel etc. klage. In gleicher Art lauten die ferner von v. W. eingereichten Atteste. Derselbe blieb fortgesetzt aus dem Dienst, reiste jedoch vielfach in Privatangelegenheiten umher und erkrankte im März 1867 intercurrent an „Pleuritis“.

Nachdem von v. W. letztere Krankheit gut überstanden, wurde der Bahnverwaltung mitgetheilt, dass derselbe häufig öffentliche Locale besuche, Agentur-Geschäfte betreibe, kurz in seinem gesammten Wesen und Auftreten als ein Mann von ungestörtester Gesundheit erscheine.

In Folge dessen wurde Dr. E. mit der Untersuchung des v. W. im October 1867 betraut und bekundete, dass Explorand zwar behaupte, an Eingenommenheit des Kopfes, heftigem Kopfschmerz, gemüthlicher Verstimmung, hartnäckiger Verstopfung, zeitweilig auftretender Incontinenz der Blase, Gefühl von Schwäche und Taubheit in den Beinen, sowie an heftigen Schmerzen im Rücken zu leiden, dass aber der Ernährungszustand gut, die Musculatur und Fettpolster kräftig entwickelt, die Sinnesfunctionen, sowie die Sprache unbehindert seien, Gedächtniss und Denkvermögen nicht gelitten zu haben scheine, auch Lähmungserscheinungen nicht vorhanden wären; der Gang sei sicher und nicht schwankend, der Puls normal etc. Trotz dieses Ausspruchs gelang es dem v. W. auf anderweit beschaffte Atteste hin, seine Entlassung mit vollem Gehalte zu erlangen, und derselbe lebt noch heute als ein Bild blühendster Kraft und Gesundheit, amtlich und geschäftlich thätig, in absolut unbehindertem Vollbesitz seiner körperlichen und geistigen Kräfte.

Fall XVIII und XIX. Zusammenstoss. Angeblich dabei acquirirte Rückenmarks-Erkrankungen. Jahrelang erfolgreich durchgeführte Simulationen.

In der Nacht vom 21. zum 22. September 1864 rannte in Folge falscher Weichenstellung ein Eilzug auf einen stillstehenden Güterzug so heftig auf, dass einige Wagen des letzteren zertrümmert und aus den Schienen gedrängt wurden. Beschädigungen an Personen ereigneten sich, trotz der Schwere des Unfalls, äusserst wenige, nur der auf der Locomotive des Eilzugs befindliche Maschinist B. und sein Feuermann E. wollten in ernsterer Weise verletzt worden sein.

B., damals 37 Jahre alt, gab an, dass er durch den Stoss rücklings auf den Tender geworfen und dort besinnungslos liegen geblieben wäre, welche angebliche „Bewusstlosigkeit“ insofern eine sehr traurige Bedeutung erlangte, als ein übereifriger Arbeiter dem Stationsvorsteher den „Tod“ des B. meldete. Der noch junge Beamte, welchem eine Schuld bei dem Unfall zur Last gelegt werden konnte, stürzte sich im ersten Schreck über die unglücklichen Folgen seiner Unachtsamkeit in ein dicht an der Station vorüberfliessendes Wasser und kam auf diese Weise um's Leben.

B., über heftige Schmerzen im Rücken klagend, blieb sofort aus dem Dienst, war aber so unvorsichtig, 8 Tage nach dem Ereigniss, zu seinem Vergnügen eine kleine Reise zu unternehmen, trotzdem er, wie ihm auch ärztlicherseits geglaubt wurde, an starkem Kopfschmerz, Spannung und Schmerz um die Oberbauchgegend, grosser Abgeschlagenheit in den Unterschenkeln und häufigem Drang zum Uriniren leiden wollte. Ungefähr $^1/_2$ Jahr nach dem Unfalle berichtete Dr. F., dass B. noch immer die alten Klagen vorbringe, auch wolle er Schmerz im Verlaufe der Röhrenknochen der unteren Extremitäten und gesteigerte Schmerzhaftigkeit in der Wirbelsäule empfinden. Der Puls sei beschleunigt, auch scheine der Körper etwas abgemagert. — Der vermeintliche Kranke ging auf 6 Wochen nach Teplitz, wollte jedoch den Kurort nur wenig gebessert verlassen haben.

Im Mai 1866 war angeblich der Zustand noch derselbe. B. klagte über Schmerz im untern Theil des Rückens und über ein Gefühl grosser Schwäche in den Schenkeln; objective Zeichen seines Leidens waren nicht vorhanden. Eine abermalige Kur in Teplitz blieb angeblich gleichfalls ohne Wirkung, und es erfolgte nunmehr die Entlassung B.'s mit vollem Gehalt. — Am 1. März 1869 starb seine Frau. B. der in der Zwischenzeit fortgesetzt vielfache Reisen gemacht hatte, verheirathete sich 3 Monate später bereits auf's Neue, lebt gegenwärtig in G. und hat von seiner zweiten Frau bis jetzt drei Kinder.

In dem Zeitraum der letzten 10 Jahre, über welche ein sicherer Gewährsmann Auskunft geben konnte, ist B. niemals krank und ärztlicher Hilfe benöthigt gewesen, hat auch nicht für erforderlich gehalten, seit seiner Pensionirung den Kranken zu spielen. Er besorgt durch Vermittelung seiner früheren Collegen Commissionsgeschäfte, besitzt ein kleines Grundstück und vertreibt sich mit Arbeiten in Haus und Garten die Zeit; er gräbt, harkt, klettert, ist in allen Körperbewegungen unbehindert, raucht, isst, trinkt und schläft, wie es eben nur ein gesunder Mensch vermag, und stellt sich auch in seiner ganzen äusserlichen Erscheinung, Aussehen, Gang und Haltung als ein rüstiger und für sein gegenwärtiges Alter von 52 Jahren sogar ausserordentlich gut conservirter und kräftiger Mann dar.

Der gleichzeitig mit B. angeblich beschädigte Feuermann E. wollte durch den Stoss von der Maschine herab und rücklings auf den Bahnkörper geworfen worden sein. Er war wohl im Stande sich nach seinem 4 Meilen entfernten Heimathsort, jedoch wie er behauptete, nur unter den grössten Beschwerden zu begeben und meldete sich nunmehr krank wegen „heftiger Schmerzen am Unterleib, in der Brust und im Kreuz“, erklärte auch, dass er unvermögend sei, zu gehen. Auf ärztliches Anrathen wurden römische Bäder angewendet, nach denen auch angeblich Besserung sich bemerklich machte, „nur im Gebrauch des linken Beins sei noch Behinderung vorhanden und knicke der Fuss leicht um etc.“. Es gelang dem E. den Dr. K. an die mangelhafte Festigkeit seines Fussgelenks glauben zu machen, und derselbe verordnete das Tragen eines Stiefels mit Schienen zur Unterstützung des Gelenks. — Nur dem Tragen dieses Apparats, der Schwere desselben und der Behinderung in der freien Bewegung kann der fernerhin constatirte Schwund der Muskeln am linken Schenkel zugeschrieben werden, gegen welchen, sowie gegen die angeblich vorhandene und sich fortgesetzt steigernde Lähmung zunächst die Electricität angewendet wurde. Im Sommer 1865 verfügte sich E. „wegen starker Aufregung der Nerven“ nach Suderode, von wo er fortgesetzt die larmoyantesten Klagebriefe über seine Leiden an die Bahnverwaltung sandte. Am 8. August 1865 erklärte Dr. K., dass E. wohl sein ganzes Leben hindurch lähmungsartige Schwäche des linken Beins behalten würde und dass sein Zustand als „unheilbar“ zu betrachten sei. — Im September ejusd. ann. sollte E. in P., einer einige Meilen entfernten Station, durch zwei Vertrauensärzte untersucht werden. Er trat die Reise an, wurde aber angeblich alsbald so schwach, dass er die Fahrt unterbrechen und aus dem Coupé getragen werden musste. Nach einigen Stunden der Erholung kehrte er nach Hause zurück und wollte unterwegs viel Blut ausgeworfen haben. Er selbst schreibt: „ich wurde so von Schmerzen übermannt und durch starke innerliche Blutung so zugerichtet, dass ich nicht im Stande war, mich auf dem Sitze zu halten".

Nunmehr wurde Oberstabsarzt Dr. B. mit der Untersuchung des E. beauftragt und unternahm dieselbe im October ejusd. ann. Betreffs derselben berichtete dieser ausgezeichnete Beobachter, dass E. zunächst über Oppression und Schmerzen in der Brust, namentlich längs des Brustbeins klage, und dass er häufig Blut ausgeworfen haben wolle, auch noch in letzter Zeit. Objectiv finde sich nichts, was diese Angaben unterstütze. Trotz wiederholter Aufforderung tief Luft zu holen, habe P. nur oberflächlich geathmet. Dieser Umstand sowohl, wie das Zusammenzucken beim Percutiren mit dem Finger und die Behauptung: er empfinde hierbei heftigen Schmerz, passe so wenig zu dem Befunde, dass sich dem Experten unwillkürlich der Verdacht auf Simulation aufgedrängt habe.

Dem untersuchenden Arzte gab E. an, dass er die Reise nach P. habe wegen „Blutharnens" unterbrechen müssen. „Bei seinem gesunden frischen Aussehen, welches weit entfernt ist von Blässe und Blutarmuth, so schliesst das Gutachten des Dr. B., bei seiner guten Körperernährung, bei der langen Zeit, die seit jenem Unfall verstrichen ist, habe ich auch diese Angabe nur mit Misstrauen aufnehmen können. Was die lähmungsartige Schwäche des linken Beines betrifft, so ergiebt sich allerdings objectiv, dass die ganze linke Unterextremität, verglichen mit der andern, etwas weniger gut genährt ist; der Unterschied beträgt bei der Circumferenz am Oberschenkel $^3/_4$, an der Wade $^1/_2$ Zoll. Auch ist die Musculatur des betreffenden Schenkels weniger prall und fest anzufühlen. Die Hauttemperatur ist indess an beiden Schenkeln gleich. Oedem um die Knöchel des linken Fusses fehlt. Der Gang ist mit dem linken Schenkel weniger fest und sicher. Der linke Fuss soll im Fussgelenk leicht umknicken, weshalb E. auch eine Schiene an der äusseren Seite des Schenkels trägt. Die Hautempfindung ist, seiner Angabe zufolge, am linken Schenkel herabgesetzt, eine schmerzhafte Empfindung will er im Verlaufe des Nerv. ischiad., aber nur bis zum Knie haben etc. Schliesslich präcisirt Dr. B. sein Urtheil dahin, dass E. im Grossen und Ganzen simulire, dass aber, um in Betreff der linken Extremität ein sicheres Urtheil zu gewinnen, längere genauere Beobachtung in einem Krankenhause nöthig wäre". —

Die Bahnverwaltung forderte demgemäss den E. auf, nach Berlin zu kommen und sich auf ihre Kosten in einer hiesigen berühmten Krankenanstalt aufnehmen zu lassen, doch weigerte E. sich, dieses zu thun, „er sei nicht Derjenige, der so geraden Weges nach Berlin reise, um unter den Instrumenten der Aerzte jener Anstalt zu erliegen" etc. Auch in das Krankenhaus seines Heimathsortes M. sich aufnehmen zu lassen, wies er zurück.

Bis Anfang 1867 blieb er, gestützt auf die verschiedensten ärztlichen Atteste, die jedoch ein Bild des Zustandes nicht gewähren, dem Dienste fern. Dr. P., von der Bahnverwaltung mit einer abermaligen körperlichen Untersuchung des E. betraut, berichtete d. d. 11. März 1867, dass E. mager, von gelblicher Gesichtsfarbe und schlaffer Musculatur sei; er klage über Rückenschmerzen, lähmungsartige Schwäche der unteren Extremitäten, Ohnmachtsanfälle, grosse Augenschwäche, Athembeschwerden und Blutspeien. — Druck auf Brust- und Lendenwirbel sei angeblich äusserst empfindlich. Die Percussion der Brust errege Husten, die Athmung sei oberflächlich, an einigen Stellen finde sich feinblasiges Rasseln, die Sprache sei heiser, der Puls sehr frequent. Die Herzdämpfung findet der Expert weiter verbreitet als normal, den zweiten Ton verschärft. Im Stehen sei eine Verschiebung des Beckens wahrzunehmen. Der Körper werde nur vom rechten Bein getragen. Bei Versuchen, gerade zu stehen, knicke E. zusammen, angeblich wegen unerträglicher Schmerzen im Kreuz und im linken Bein. An letzterem findet der Expert gleichfalls die schon oben durch Dr. B. erwähnte Abmagerung. Obgleich das ganze Benehmen des E. auch diesem Experten gegründeten Verdacht erweckt, giebt er dennoch sein Urtheil, gestützt auf den Zustand der Augen (er fand Myopie und eine gewisse Trägheit der Pupillen), die Vergrösserung des Herzens und eine Beschleunigung des Pulses, vor allem aber auf die Abmagerung des linken Beines dahin ab, dass E. zur Zeit „nicht dienstfähig“, dass aber über die eventuelle Heilbarkeit seines Leidens nach einer einmaligen Untersuchung kein Votum abzugeben sei. —

Wie stets, sobald eine officielle Exploration mit E. vorgenommen war, schickte derselbe auch diesmal alsbald freiwillig zwei ärztliche Atteste ein, welche übereinstimmend bekunden, dass er an den Folgen einer „Erschütterung des Rückenmarks“ leide, grosse Schmerzen im Rücken und im linken Schenkel habe, den linken Fuss ohne Schiene nicht gebrauchen könne und dass ein paretischer Zustand, namentlich in der linken abgemagerten Unterextremität, sich bemerklich mache. Das Sehvermögen wäre in solchem Grade geschwächt, dass E. dem Erblinden nahe und eine Wiederherstellung bei ihm nicht zu erwarten sei etc.

In Folge dieser Auslassungen kam nunmehr (E. war mittlerweile klagbar geworden) am 20. November 1867 ein gerichtlicher Vergleich zwischen der Bahnverwaltung und dem E. dahin zu Stande, dass erstere sich zur Zahlung von Alimenten bereit erklärte, „bis nach dem Gutachten des Dr. N. — dem Aussteller des einen der vorerwähnten Atteste — der Kläger wieder fähig sei, in der Art wie früher, sein Brod zu verdienen“. —

Mittlerweile hatte E. allerlei geschäftliche Unternehmungen im Namen seiner Frau betrieben und zuletzt eine Bierhalle eröffnet. Die Bahnverwaltung, hiervon in Kenntniss gesetzt, veranlasste im Jahre 1875 einen ihrer Beamten persönliche Recherchen über E. anzustellen. Der Betreffende erledigte sich des ihm gewordenen Auftrages mit grossem Geschick und berichtete, dass E. auf ihn den Eindruck eines äusserst gesunden Menschen gemacht habe. Mit einem seiner Gäste habe er eine spassige Unterhaltung begonnen, indem er dessen Bewegungen beim Schlittschuhlaufen nachmachte. Auch von dem guten Sehvermögen des E. konnte der Gewährsmann sich überzeugen, der des Weiteren durch eine vorsichtige Unterhaltung sich auch nach allen sonstigen Richtungen von der absolut ungetrübten Gesundheit desselben überführte. „E.'s Gang, so schliesst der qu. Bericht, ist normal, sicher und ungezwungen, seine Nachahmung des Schlittschuhlaufens bekundete bestimmt, dass Steifigkeit im Knie (eine solche war u. A. kurz zuvor abermals ärztlich attestirt) nicht vorhanden sei, ebensowenig kann die Schwachsichtigkeit bedeutend sein, da E. nach allen Richtungen frei um sich blickte und auf weite Entfernung, trotz der düsteren Beleuchtung des Gastzimmers, die unrichtige Füllung eines Glases bemerkte, welches einem Gaste vorgesetzt wurde" etc.

Auf Grund dieser Auskunft wurde nunmehr der gerichtliche Physicus Dr. V. beauftragt, den Körperzustand des E. zu begutachten.

Der Expert erklärte kurzweg, dass E. in jeder Beziehung, auch bezüglich seiner Augenschwäche, simulire, dass er ein sehr kräftiger und rüstiger Mann sei, an dessen Arbeits- und Erwerbsfähigkeit zu zweifeln absolut kein Grund vorläge.

Auch zwei andere Aerzte, an die sich E. in gewohnter Art alsbald wandte, um Atteste zu erlangen, die aber diesem Wunsche nicht entsprachen, beschuldigten ihn mit vollster Bestimmtheit der Simulation.

Nach Wortlaut des Vergleichs musste nunmehr aber auch Dr. N. den E. gesund erklären, falls anders der abgeschlossene Vergleich hinfällig werden sollte, und obgleich der betreffende Expert (so gut hatte E. es verstanden ihn zu belügen!) vor der Untersuchung des E. erklärte: „es könne die angebliche Besserung bei E. nur durch ein Wunder eingetreten sein", überzeugte er sich dennoch zu seinem grössten Erstaunen davon, dass bei E. objectiv nachweisbare Spuren einer jemals erlittenen körperlichen Beschädigung absolut nicht vorlägen, dass die linke Unterextremität eine der rechten vollkommen gleiche Fülle habe, dass namentlich das betreffende Kniegelenk trotz der gegentheiligen Behauptung des E. und trotzdem er durch deutlich willkürlichen Widerstand bei Bewegung das Urtheil des Arztes auch jetzt wieder irrezuleiten suchte, vollständig gesund sei, dass die Pupillen prompt reagirten und dass einzig und allein bei dem sonst durchaus Gesunden ein geringerer Grad von „Kurzsichtigkeit" vorhanden wäre. —

In Folge dieses Befundes verlangte nunmehr die Bahnverwaltung (September 1876), dass E. sich sofort wieder zum Antritt seines Dienstes melden solle. E. weigerte sich dessen unter groben Ausfällen gegen die Aerzte, behauptete wieder leidender zu sein als je zuvor, „er müsse meist im Bette liegen, die ganze Kniescheibe am linken Bein sei zerstört, das Bein sei steif und schwach, er sei schwachsichtig, schwerhörig, leide an Kopfkrämpfen und schlottere mit den Beinen“ etc. etc.

Es kam auf's Neue zur Klage. Im Verlauf der gerichtlichen Verhandlung wurde Dr. N. am 2. August 1877 vernommen. Er hielt die Angaben seines Gutachtens aufrecht, fügte aber hinzu, dass gegen eine Verwendung des E. als Feuermann, lediglich in Folge seines inzwischen um 13 Jahre vorgeschrittenen Alters und der wenngleich nicht sehr bedeutenden Kurzsichtigkeit, mit Recht Bedenken erhoben werden möchten. — Unter diesen Umständen musste das richterliche Erkenntniss ungünstig für die Bahnverwaltung ausfallen, und dieselbe wurde verurtheilt, auch fernerhin die stipulirten Alimente zu bezahlen.

Fall XX. Entgleisung. Angeblich erlittene Erschütterung des Rückenmarks. Eingestandene Simulation.

Der Locomotivführer St., 33 Jahre alt, welcher am 15. September 1872 einen Schnellzug führte, entgleiste mit seiner Maschine, indem er eine Station passirte.

Gleich nach dem Unfall behauptete er, nicht stehen noch gehen zu können, klagte über heftige Rückenschmerzen und Schmerzen im Kopf, bot aber dem ihn zunächst behandelnden Arzte keine sichtbaren Spuren einer Verletzung dar, vielmehr nur leichtere Symptome des Shock's („eine gewisse Verschlagenheit des Nervensystems“) und wusste auch über den Hergang bei dem betreffenden Unfall, und inwiefern er selber dabei beschädigt wäre, Genaueres nicht anzugeben.

Am 9. October ejusdem anni theilt er mit, dass es ihm sehr schlecht gehe, dass er permanente Schmerzen im Rücken und Unterleib, im rechten Arm und Fuss, auch Stiche im Kopf empfinde, und dass die Schmerzen im Rücken am heftigsten seien, dieselben möchten theilweis auch wohl schon von einem Unfall herrühren, den er vor zwei Jahren erlitten hätte etc. Am 25. October berichtete er abermals, „dass er heftige Schmerzen im Rücken, in den Armen und im Kopfe habe“; am 30. November: „dass der Krankheitszustand derselbe sei und bleibe. Er könne nicht gehen, ermüde leicht“ u. s. w. Dieselben Klagen wiederholt er am 18. December: die Schmerzen im Rücken hätten zugenommen, und es habe sich Schwindel zu denselben hinzugesellt. Am 24. Mai 1873 berichtete Dr. K., der pp. St. sei gross und stark, von gesunder Gesichts- und Hautfarbe, auch früher stets gesund gewesen. Er klage über Schwindel, Augenschwäche, ziehende Schmerzen im Kopf und Rücken, besonders über anhaltend heftigen Schmerz im Verlauf beider Schienbeine, welche sich sowohl bei Druck, als auch bei Bewegung erheblich steigern sollen. Schlaf soll unruhig, Verdauung ungeregelt sein, Neigung zu Durchfall sei vorhanden. Er behaupte, nicht eine Stunde gehen zu können, ohne zu ermüden. Wagengerassel, Pfeifen der Locomotive rufe in seinem Kopfe eine Art Angst und ein eigenthümliches Zittern und Beben hervor, als wenn er von einem heftigen Schreck befallen sei. St's. Gesundheit habe durch die Erschütterung unzweifelhaft Schaden gelitten, und, wie leicht erklärlich, habe die Katastrophe einen unverwischbaren Eindruck auf sein Gemüth hinterlassen. Da jedoch einige seiner Angaben des Zusammenhangs mit den ursächlichen Momenten völlig entbehrten, andere übertrieben erschienen, so sei weitere Beobachtung erforderlich. Vier Wochen später sprach sich derselbe Arzt in Gemeinschaft mit Dr. B. (beides sehr erfahrene und tüchtige Beobachter!) dahin aus, dass St. „doch wohl an jener tiefen Läsion des Rückenmarks und seiner Häute leide, wie solche das gewöhnliche Product überstandener Eisenbahn-Unfälle sei“. In Folge dieses ärztlichen Votums wurde St. mit vollem Gehalt pensionirt. Unaufhörliche Klagen und Bitten um Unterstützung für besonders benöthigte Pflege bei seinem überaus siechen und elenden Zustand veranlassten die Bahn-Verwaltung am 30. November 1873 die beiden Aerzte B. und K. mit einer abermaligen Untersuchung des St. zu beauftragen. Die Experten berichteten, dass sie den St. mit ihrem Besuch überrascht und gefunden hätten, als er eben das Bett verlassen habe und mit Ankleiden beschäftigt gewesen sei. Seine Bewegungen wären unbehindert gewesen, mit Leichtigkeit habe er sich mit dem Handtuch den Nacken abgetrocknet, und ohne sich anzulehnen, Beinkleider und Stiefel angezogen. Sein Aussehen sei ein recht gutes. „Eine besondere Klage trug er uns bei seiner offenbaren Bestürzung nicht vor; wir nahmen aber gelegentlich Act von dem Umstand, dass auf dem Tisch für St. ein Frühstück angerichtet war, dessen Menge und Reichhaltigkeit auf einen recht guten Appetit schliessen liess.“ Die Experten constatirten des Weiteren, dass St. vornübergebeugt gehe, dass der Gesichtsausdruck frei, die Gesichtsfarbe gesund, die Haut weich und geschmeidig, Fettpolster und Musculatur sehr gut entwickelt seien. Bei Berührung der Wirbelsäule hätte er über heftige Schmerzen geklagt, auch fortwährend wiederholt, dass er von sehr schmerzhaften Gefühlen in den Schienbeinen geplagt werde. Während der Untersuchung hüstelte St., doch konnte er ohne Beschwerden tief inspiriren, und Auscultation und Percussion der Brust lieferten nicht den geringsten Anhalt, diesen Husten auf einen krankhaften Zustand der Athmungsorgane zurückzuführen. Der Unterleib war weich, und es liess nichts Abnormes an ihm sich finden. St. wollte zwar fortgesetzt an Durchfall leiden, doch stand diese Angabe mit dem allgemeinen Ernährungszustand im Widerspruch, desgleichen mit der Angabe des St., dass sein Schlaf kurz und unruhig sei, dass er nicht vermögend wäre, den Harn zu halten etc. St. bewege sich täglich in freier Luft, rauche Tabak, trinke Bier und unterziehe sich, wie er selber zugebe, und wie auch aus der Beschaffenheit der Handteller hervorgeht, einzelnen gröberen häuslichen Arbeiten. Die Facultas coëundi sei vorhanden; denn seine Frau befinde sich im 7. Monat der Schwangerschaft.

„Die nachtheiligen Folgen der Körpererschütterung, welche St. seiner Zeit erlitten“, so resumirten die beiden Experten ihr Gutachten, „sind somit fast ganz geschwunden, die fortgesetzten Klagen beruhen theils auf Uebertreibung, theils auf Simulation etc. St. ist schon jetzt zu leichterem Dienst tauglich“.

In Folge dessen wurde dem St. der ihm zu seiner Pension gewährte Zuschuss von 900 M. pro anno entzogen, ihm jedoch Wiederbeschäftigung bei der Bahn offerirt.

Hiergegen lehnte er mit Heftigkeit sich auf, behauptete noch sehr krank zu sein, schmähte die Aerzte, klagte über Schmerz im Kopf und Rücken, „auch seine Brust habe gelitten — er könne nicht gehen wegen der Schmerzhaftigkeit der Schienbeine“ etc. „ich kann unter keinen Umständen jemals wieder als Locomotivführer fungiren; denn da schaudert mich davor“.

Die Bahnverwaltung blieb bei ihrem Verlangen, dass er wieder Dienst als Locomotivführer, anfänglich nur beim Rangiren, thun solle. St. erwiderte mit Grobheit, drohte mit Klagen bei Gericht etc.

Endlich begab er sich seines Widerstandes, versuchte vielfach bei anderen Bahnen angestellt zu werden und erst als ihm dieses nicht gelang, erklärte er sich Anfangs Februar 1875 bereit, wieder in seine frühere Stellung einzutreten. Sein Gesuch wurde begreiflicherweise jedoch abgelehnt und nunmehr gesteht, im Vollgefühle seines selbstverschuldeten Elendes, der in seiner Speculation sich gründlich getäuscht Sehende reumüthig seinen beabsichtigten Betrug ein und klagt sich selber an, dass er sein trauriges Geschick ganz allein verschuldet habe! —

Fall XXI. Entgleisung. Angeblich hierbei erlittene Erschütterung des Rückenmarks. Entlarvte Simulation.

Bei demselben Unfall am 15. September 1872, aus welchem der vorstehende Fall hervorging, war auch der 29jährige Schaffner R. S. betheiligt. Er meldete sofort nach dem Unfall sich wegen „Brustbeklemmung und Herzklopfen“ krank.

Der erste ausführliche ärztliche Bericht über ihn datirt vom 9. Februar 1873. Diesem zufolge war das Aussehen des R. S. gut, Appetit und Verdauung desgleichen. S. gab an, Schmerz im Rücken zu haben, an den untern Brust- und obern Lenden-Wirbeln, der von hier aus nach der Brust ausstrahle und heftige Beklemmung veranlasse. Dieser Schmerz träte in Intervallen auf, namentlich beim Gehen und Treppensteigen. Auch Nachts erwecke er ihn oft, bisweilen auch habe er penetrant stechende Empfindung in der linken Seite. Objective Erscheinungen fehlten gänzlich.

Das Gutachten, welches sich für die Möglichkeit des Vorhandenseins einer tieferen Läsion des Rückenmarks aussprach, stützte sich darauf, dass der erlittene Unfall wohl bedeutend genug erscheine, eine derartige Verletzung zu bewirken, und dass die Klagen des R. S. an sich nicht unwahrscheinlich seien etc. Am 26. Mai 1873 bekunden die DDr. B. und K., dass Farbe und Ausdruck des Gesichts bei dem R. S. nicht mehr so günstig seien als vordem und dass auch der Allgemeinzustand insofern sich verschlechtert habe, als nach seiner Angabe R. S. nicht mehr so weit gehen könne, wie früher. Die Experten glauben, Simulation ausschliessen zu sollen, diagnosticiren eine chronische Myelitis, welche sehr langsam fortschreite, und erklären das Leiden als „unheilbar.“ —

Demzufolge wurde R. S. im October ejusd. ann. mit vollem Gehalt pensionirt.

In Gemässheit einer bei der Verwaltung der Bahn gemachten Mittheilung in Betreff des R. S., wurde im Juni des folgenden Jahres Dr. K. mit einer abermaligen Untersuchung desselben betraut. Er fand, dass der Patient frischer aussah, dass der Gesichtsausdruck freier, der Gang, wenn auch gebückt, leichter, die Haltung straffer sei. Appetit und Schlaf habe sich gebessert, Patient fühle sich kräftiger. Anhaltend sich geistig zu beschäftigen sei ihm, wie er angäbe, jedoch unmöglich. Das nunmehrige Gutachten lautete dahin, dass der chronische Entzündungsprocess im Rückenmark zum Stillstand gekommen und R. S. zu leichterem Dienst wieder tauglich sei. Drei Tage that R. S. solchen, meldete sich alsdann aber wegen „vermehrter Schmerzen im Rücken“ wiederum krank. Er remonstrirte heftig, als die Verwaltung auf den Wiederantritt des Dienstes drang: „er müsse selber am Besten fühlen, ob seine Kräfte die Ausübung auch nur leichteren Dienstes gestatteten, das könne der Arzt unmöglich beurtheilen etc.“. Die Verwaltung gab nicht nach. R. S. nahm seine Functionen, die in einem leichten Aufsichtsdienst bestanden, wieder auf, meldete sich jedoch alsbald auf's Neue krank und reichte ein ärztliches Attest des Inhalts ein, dass er „in Folge einer Contusion der Wirbelsäule an Rückenschmerz und Brustbeklemmung“ leide. Jetzt griff die Verwaltung energisch durch und bedrohte den R. S. mit sofortiger Entlassung. Derselbe, in Angst gesetzt um seine Existenz, gestand nunmehr offen die Unwahrheit seiner Behauptungen ein, bat reumüthig um Verzeihung, erklärte sich fähig zum Fahrdienst, übte solchen zunächst versuchsweise in alter Tüchtigkeit aus und trat alsdann definitiv in seine frühere Stellung wieder ein, die er noch heute zur vollsten Zufriedenheit ausfüllt.

Fall XXII. Entgleisung. Angeblich hierdurch veranlasstes Rückenmarksleiden.

Bei der Entgleisung einer nur langsam laufenden Maschine im Bahnhof zu W. wollte der Feuermann G. im Mai 1873 dadurch eine Verletzung davongetragen haben, dass ihm eine eiserne Stange auf den Rücken gefallen sei. — Er meldete alsbald sich krank wegen heftiger Schmerzen im Kreuz und berief sich in einem demnächst eingereichten Unterstützungsgesuch im Juli ejusd. ann. alsbald auf die §§. 1 und 3 des Haftpflichtgesetzes. Es gelang ihm, fortgesetzt ärztliche Atteste beizubringen, welche sich kurzweg nur über das Vorhandensein „eines chronischen Leidens des Rückenmarks" aussprachen. Im März des folgenden Jahres wurde Dr. B. von Seiten der Bahnverwaltung mit der Exploration des G. beauftragt und bekundete, dass der angeblich erlittene Stoss gegen die Verbindungsstelle des letzten Lendenwirbels mit dem Kreuzbein erfolgt sein solle. Die Wirkung sei sofort heftiger Schmerz „als ob das Kreuz abgeschlagen wäre" gewesen. G. wolle wochenlang mit den heftigsten Schmerzen behaftet und an das Lager gefesselt gewesen sein und der geringste Druck gegen die betreffende Stelle der Wirbelsäule habe, obgleich äusserliche Spuren des Insults nicht nachweisbar gewesen wären, den Schmerz zur Unerträglichkeit gesteigert. Die unteren Extremitäten wollte G., des Kreuzschmerzes wegen, nicht haben bewegen können, die Empfindung in denselben sei ungestört gewesen. Allmählich hätte sich der Zustand gebessert. Gegenwärtig behaupte Patient, höchstens $^1/_4$—$^1/_2$ Stunde gehen zu können, dann träte Zittern der Gliedmaassen auf und zwänge ihn, sich niederzusetzen. Die Schmerzen seien Nachts stärker als am Tage. In neuerer Zeit fange der rechte Arm an, taub zu werden. Objectiv sei Nichts nachzuweisen. An der angeblich verletzten Stelle gäbe G. bei Druck an, Schmerz zu empfinden, auch bei Druck auf das Kreuzbein in seiner ganzen Ausdehnung. Das Aussehen sei schlecht, auch der allgemeine Ernährungszustand liege darnieder etc.

Am 26. Juli ejusd. ann. findet derselbe Expert den Allgemeinzustand, sowie das Aussehen besser. Die Klagen sind dieselben wie früher, auch die örtliche Schmerzempfindung soll noch unverändert sein. — Am 8. November ejusd. ann. berichtet Dr. K. über den G., dass derselbe schlecht genährt und von fahler Gesichtsfarbe sei, dass er über lähmungsartige Schwäche im rechten Arm und in den unteren Extremitäten klage und bei Druck auf die Wirbelsäule an 2 Stellen Empfindlichkeit verrathe, nämlich in der Gegend des dritten Brustwirbels und an der Verbindungsstelle des letzten Lendenwirbels und des Kreuzbeins. Nach längerem Bücken fängt G. an zu zittern und muss sich niedersetzen. Der Puls wird klein und sehr frequent und kalter Schweiss tritt auf die Stirn.

Der vorgestreckte rechte Arm zittert nach kurzer Zeit lebhaft. G. klagt über Gefühl von Kälte in den untern Extremitäten, er kann angeblich nicht lange in ein und derselben Körperstellung verharren, muss auch des Nachts das Bett öfters mit dem Stuhl vertauschen. Die Diagnose wird von dem Experten auf einen progressiv fortschreitenden chronischen Entzündungsprocess im Rückenmark gestellt. Kurz nach dieser Begutachtung eines zuverlässigen und sorgfältigen Beobachters besuchte den G. ein höherer Beamter der Bahn, der ihm persönlich unbekannt war. G. trat demselben unbefangen und sicher entgegen, fing aber, sobald er mit dem Zweck des Besuchs bekannt gemacht war, an zu zittern und musste sich niedersetzen, klagte über Brust- und Rücken-Schmerzen und dass er nicht die geringste Arbeit thun könne. „Er ist ein mittelgrosser, nicht allzustarker Mann, so schliesst der Bericht des betreffenden Gewährsmannes, sieht aber im Uebrigen wohl und munter aus und betreibt auf den Namen seiner Frau ein Trödelgeschäft. Dr. B. in Gemässheit dieser Angaben, mit einer erneuten Untersuchung des G. beauftragt, bekundete im April ejusd. ann., dass G. besser genährt, auch die Schmerzhaftigkeit im Rücken geringer erscheine. Patient behaupte, dass er nicht weitere Strecken gehen könne, dass er eine lähmungsartige Schwäche im rechten Arm mit dem Gefühl von Taubheit habe, er stütze sich beim Aufstehen und beim Niedersetzen mit den Händen etc. Der Gang sei unsicher und schleppend. Bei der körperlichen Untersuchung fing G. schliesslich an zu zittern. Die Unterextremitäten schlotterten. Die angeblich früher vorhandene Schmerzhaftigkeit im Rücken war, wie er behauptete, unverändert. — Dr. B. mit dessen Befund sich auch Dr. K. einverstanden erklärte, widerspricht der Annahme, dass G. simulire.

Erst durch die Denunciation mehrerer Bahnarbeiter werden die Experten stutzig. Es wird sicher erwiesen, dass G. des Nachts sich mehr in Kneipen herumtreibt, als zu Hause ist, dass er viele Vergnügungen mitmacht, tanzt, Billard spielt etc., und dass ihn bei einem Streite ein naher Verwandter vor Zeugen bedroht habe, über den wirklichen Stand seiner Gesundheit dem Directorium Anzeige zu machen.

Bei der nunmehr angestellten Untersuchung wiederholte G. zwar die alten Klagen und die alten Manövers, fand aber jetzt weniger geneigtes Gehör und wurde von beiden Experten als „diensttauglich" erklärt. G. weigert sich die Arbeit wieder aufzunehmen und reichte die Klage gegen die Bahnverwaltung ein, wurde jedoch von dem Gerichte auf Grund der sicher festgestellten Art seines Lebenswandels, der wohl für grosse Liderlichkeit, doch sicher nicht eben für Krankheit sprach, mit seinen Entschädigungsansprüchen abgewiesen. Gegenwärtig betreibt er in vollster körperlicher Rüstigkeit ein Rückkaufsgeschäft in M.

Fall XXIII. Zusammenstoss. Contusion des Rückens. Angeblich chronisches Rückenmarksleiden. Eingestandene Simulation.

Der Schaffner W. 28 Jahre alt, verunglückte am 30. November 1875 bei einem Zusammenstoss in der Art, dass er mit Brust und Rücken heftig gegen Sitz und Wände des von ihm eingenommenen Platzes gestossen wurde und mehrfache Contusionen davontrug. — Er meldete sofort sich krank; Rückenschmerzen, Schmerzen in den Beinen etc. bildeten Gegenstand seiner Klagen, während ärztlicherseits „Erschütterung des Rückenmarks" attestirt wurde.

Am 5. April 1876, also $^1/_2$ Jahr nach dem Unfall, berichtete W. von einer geringen Besserung seines Befindens und meldete sich zu leichterem Dienst. Er erschien jedoch sehr unregelmässig, angeblich seines fortgesetzt leidenden Zustandes wegen, klagte viel über Schmerzen im Kreuz und reissende Schmerzen in den Beinen, ging gebückt und mit gewisser Unbeholfenheit einher und behauptete bei jeder, auch geistigen Anstrengung sofort zu ermüden.

Die DDr. K. M. und R. mit Untersuchung des W. beauftragt,

bekundeten d. d. 25. Juli 1876, dass der Explorand eine blasse Hautfarbe habe und dass seine Musculatur nicht besonders entwickelt sei etc. Im Uebrigen brachte W. die nämlichen Klagen, wie sie oben bereits mitgetheilt wurden, vor und gab ausserdem bei Untersuchung der Wirbelsäule an, bei Druck auf die untern Lendenwirbel lebhaften Schmerz zu empfinden. Ein bestimmtes Urtheil setzten die Experten aus und empfahlen vorläufig Verwendung des W. in dem wenig anstrengenden Telegraphendienst. Aber auch für diesen erklärte sich W. zu schwach, blieb häufig aus dem Dienst und klagte fortwährend über sein Befinden. Im Herbst ejusd. ann. absolvirte er eine 14tägige Militärübung, welche ihm, in seiner Eigenschaft als Unterofficier im Train-Bataillon, bedeutende körperliche Anstrengungen brachte, ihn zwang, viel zu Pferde zu sein etc. Da die Bahnverwaltung hiervon Kenntniss erhielt, auch militärärztlicherseits ihr auf Befragen der pp. W. als durchaus gesund bezeichnet wurde, griff man ihn nach Rückkehr in seine frühere Stellung etwas energischer an, und kaum bemerkte er, wie sich die Meinung über ihn verändert habe, als er, der bis dahin nicht den geringsten körperlichen Anforderungen genügen konnte, sich wieder befähigt zum Fahrdienst erklärte, welchen er seitdem auch ununterbrochen und ungestört versieht.

Fall XXIV. Auflaufen einer Maschine auf stillstehende Wagen. Angeblich dabei erlittene Erschütterung des Rückenmarks. Schlecht durchgeführte Simulation.

O. B. Locomotivführer-Gehilfe, 23 Jahre alt, rannte mit seiner Maschine am 23. October 1875 im Bahnhof zu M. mit grosser Gewalt auf einige stillstehende Güter-Wagen auf.

In Folge des heftigen Schrecks — er war an dem Unfall hauptsächlich selber Schuld! — und der erlittenen Erschütterung meldete er sofort sich krank, fand sich jedoch 3 Tage später persönlich auf dem Bahnbureau zu seiner Vernehmung ein und zeigte dabei in seiner äusseren Erscheinung nichts Krankhaftes. Der Arzt, welcher ihn alsbald nach dem Unfall gesehen, berichtete, dass B. damals im Bette gelegen habe, sehr aufgeregt gewesen sei, über Schmerz und Steifigkeit im Rücken, sowie über Schlaflosigkeit geklagt hätte, und dass der Puls sehr erregt gewesen wäre. Spuren äusserer Verletzung waren absolut bei O. B. nicht aufzufinden gewesen.

Am 18. December ejusd. ann. meldete O. B. sich wieder gesund, konnte aber, wie er angab, das Fahren auf der Locomotive nicht vertragen, verliess deshalb sehr bald den Dienst auf's Neue und behauptete Bluterbrechen gehabt zu haben. Sich bald gesund, bald krank meldend, trat er seine dienstliche Thätigkeit factisch erst am 17. April 1876 wieder an, weigerte sich alsdann aber aus dienstlichen Gründen, die ihm übertragenen Obliegenheiten weiter zu verrichten und trieb sich abermals unthätig umher.

Im Juni 1876 berichtete Dr. K., dass B. über Schmerzen im Kreuz, die sich beim Bücken vermehrten, über Steifigkeit im Rücken und Herzklopfen klage, dass ihm das Urinlassen öfters schmerzhaft, der Urin trübe, der Schlaf durch unruhige Träume gestört sei. Der Herzschlag sei weit verbreitet, stark und beschleunigt. Der Expert glaubt in den körperlichen Erscheinungen lediglich die Folgen des psychischen Affectes sehen zu sollen, redet dem B. verständig zu und erreicht, dass derselbe abermals seinen Dienst antritt. Sehr bald aber meldet B. sich wiederum unter Vorbringung der alten Klagen krank und weiss bis Ende October ejusd. ann. die Sache hinzuziehen. Jetzt untersuchen ihn die DDr. K. und T. gemeinsam, und ihren vereinten Vorstellungen gelingt es, den B. zur Wahrheit zurückzuführen, so dass er seine Thätigkeit auf's Neue aufnimmt, nunmehr aber dieselbe in ungeschwächter Kraft und früherer Rüstigkeit dauernd versieht. —

Dieselbe eigenthümliche Gleichartigkeit der Fälle unter einander, welche wir bei den im ersten Abschnitt wiedergegebenen Krankengeschichten in so auffälliger Weise ausgesprochen fanden, wiederholt sich auch bei den Fällen wissentlich durchgeführter Simulation. Zunächst fällt bei ihnen das anfängliche Herumtappen der angeblich Verletzten nach den verschiedenartigsten Symptomen auf: bald wird über Schmerz und Beklemmung in der Brust (cfr. Fall XVIII, XIX, XXI), Blutauswurf (cfr. Fall XIX, XXIV), Schmerz im Verlaufe der Knochen des Unterschenkels (cfr. Fall XVIII, XIX, XX, XXI) längs des Brustbeins und im Unterleib, Umknicken eines

Fusses etc., kurz über Erscheinungen geklagt, welche jeden Zusammenhanges unter sich oder mit dem angeblich vorhandenen Grundleiden entbehren. Meist sind die Klagen sofort sehr intensiv und durch ihre Vielseitigkeit verdächtig, stets contrastirt mit ihnen das gewöhnlich gute und gesunde Aussehen, sowie die Lebensweise des Betreffenden. Erst allmählich kommt in die Angaben der vermeintlich Kranken eine gewisse Methode, welche sich nur aus den wiederholten ärztlichen Untersuchungen erklären lässt, denen sie unterworfen wurden, und bei denen sie Acht gaben, auf welche Punkte besonders die ärztliche Aufmerksamkeit sich hinlenkte. Vieles erst in sie hinein Examinirte wird später von ihnen, als selbst an sich Beobachtetes, producirt (cfr. Fall XIX, XX etc.), wodurch sie, zumal wenn es sich um charakteristische und eigenartige Symptome, z. B. Gürtelgefühl, zunehmende Sehschwäche etc. handelt, sehr leicht die Meinung des späteren Beobachters irreleiten. Dass Steigerung und Beschleunigung der Herzthätigkeit in Folge psychischer Affecte, insbesondere auch derjenigen der Depression (Angst, Furcht etc.) eintreten, ist eine bekannte, wenn auch nicht leicht zu erklärende, wahrscheinlich auf vorübergehenden Nachlass der Vagusthätigkeit zurückzuführende Thatsache, deren wir bei allen Untersuchungen körperlicher Zustände wohl gedenken müssen (cfr. Fall XVIII, XIX). — Jede derartige Exploration bewirkt bei sehr vielen Menschen an und für sich eine peinliche Erregung, wie viel mehr wird sie es in Fällen, wo der Explorand sich betrügerischer Absichten bewusst und von banger Besorgniss vor Entlarvung befangen ist. Sehr bezeichnend ist in dieser Beziehung Fall XXII, wo bei Untersuchung des Betreffenden sich wiederholt paroxysmusartiges Herzklopfen einstellte und von Zittern und Beben des ganzen Körpers begleitet war. — In keinem unserer Fälle wurden directe Lähmungserscheinungen simulirt. In allen kommen die angeblich Verletzten nicht über das unbestimmte Stadium der „lähmungsartigen Schwäche“ hinaus, ein Stadium, von dem wir kühnlich behaupten dürfen, dass es in Folge traumatischer Einwirkungen auf das Rückenmark auf die Dauer nicht besteht, sondern stets wohl nur den Uebergang bildet zur wirklichen und deutlich ausgesprochenen Lähmung. — Sehr charakteristisch ist auch das allgemeine Verhalten. Der wirklich Leidende ist zaghaft, niedergedrückt und bescheiden, der eingebildete Kranke ist zum Misstrauen gegen den Arzt geneigt und leicht gekränkt, wenn seinen Klagen nicht vollster Glauben beigemessen wird, der Simulant endlich tritt grob und unbescheiden auf, sobald ärztlicherseits seinen Behauptungen, mögen dieselben auch noch so absurde sein, nur der mindeste Zweifel entgegengestellt wird.

Abtheilung III.

Fälle, bei denen es zweifelhaft blieb, ob organische Erkrankung des Rückenmarks, Functionsstörung oder lediglich Simulation vorlag.

Von der spinalen Irritation nach Eisenbahn-Unfällen und der „Siderodromophobie"[1].

Im Gegensatz zu den bisher mitgetheilten Fällen, in welchen entweder das wirkliche Vorhandensein der behaupteten körperlichen Beschädigung erwiesen, wenn letztere event. auch durch geflissentliche Uebertreibung schlimmer hingestellt wurde, als sie in Wirklichkeit es war oder bei denen sich schliesslich mehr oder minder geschickt durchgeführte Simulation ergab, wird unsere Aufmerksamkeit nunmehr noch auf eine Reihe von Fällen sich hinlenken müssen, die verschiedenartiger Deutung zugänglich sind. In einem Theil dieser Fälle begegnet die Diagnose Schwierigkeiten, welche in der Natur der Sache selbst gelegen sind, in einem anderen hingegen verhindert wohl lediglich die Kürze des seit der betreffenden Verletzung vergangenen Zeitraums oder auch mangelhafte Auskunft über den angeblich Verletzten ein absolut sicheres Urtheil. Gemeinsam ist diesen „zweifelhaften" Fällen, dass es sich bei ihnen überhaupt nur um angebliche Erkrankungen des Rückenmarks und seiner Häute handelt (von dem im Abschnitt I sub No. VII mitgetheilten abzusehen!), und dass sie alle ihren Ursprung erst nach Emanation des Haftpflichtgesetzes gefunden haben, ein Umstand,

---

[1]) σιδηρόδρομος i. e. Eisenbahn (Neugriechisch).

der, wie wir später sehen werden, für gewisse thatsächliche Erklärungen von grosser Bedeutung ist. — Sei es zunächst gestattet, die einzelnen Mittheilungen in möglichster Kürze folgen zu lassen.

Fall XXV. Zusammenstoss. Angeblich chronische Myelitis. Wahrscheinlich Simulation.

Der 36jährige Packmeister A. G., ein roher, zu Gewaltthätigkeiten geneigter und dieserhalb vielfach disciplinarisch bestrafter Mensch erlitt am 13. November 1872, in Folge eines nicht heftigen Zusammenstosses (es rannte ein Zug gegen den stillstehenden Güterzug, in welchem G. sich befand) angeblich eine „Nervenerschütterung". Am 13. März 1873 berichtete Dr. B. über ihn, dass A. G., schlank und wohl gebaut, von straffer Haltung und gut genährt sei, und dass die Respiration und Circulation in Ordnung wären. A. G. gab an, bei dem Unfall von einem Ende des Packwagens, in welchem er sich befunden habe, in das andere geschleudert zu sein. Nachdem er sich von seiner anfänglichen Betäubung erholt, habe er zuerst nichts gespürt, sei nachher aber unwohl geworden, habe Brustbeklemmung und Schmerz im ganzen Körper bekommen und sei so nach Hause transportirt. Gegenwärtig bestehe seine Hauptbeschwerde in Schmerz im Rücken, im Kreuz und in den unteren Gliedmaassen, in spannendem Schmerz rings um die Brust, ausgehend vom Rückgrat, vorzugsweise eintretend bei längerem Sitzen und beim Liegen im Bett; auch leide er an träger Stuhlentleerung.

Die Gegend des 10. Brust- und 4. Lendenwirbels scheine bei Druck empfindlich — sichtliche Veränderungen sind und waren an diesen Stellen nicht vorhanden. Der Expert suchte den Grund des Leidens in einer Affection der Bänder, Knorpel und Knochen, durch welche das Rückenmark in Mitleidenschaft gezogen sei.

A. G. wurde nun eine lange Zeit hindurch elektrisch behandelt und alsdann auf das Land geschickt. Am 9. October 1873 berichtet der nämliche Expert, dass der Zustand des A. G. genau noch derselbe sei, wie vordem, dass Patient wörtlich dieselben Klagen vorbringe, wie damals. Dieselben Punkte der Wirbelsäule seien, seiner Angabe zufolge, auch jetzt noch empfindlich. A. G. wohne 4 Treppen hoch und jammere sehr über die Beschwerden, die er beim Heraufsteigen habe.

„Bei längerem Gehen, so sagt er, tritt Zittern, Ermüdung in den Beinen und vehementer Schmerz in den Hüftgelenken ein, so dass ich wie angenagelt stehen bleiben muss.“

Auch über Harnbeschwerden klagt er; der Urin fliesse nicht in continuirlichem Strahle ab.

Am 16. März 1874 berichten die DDr. B. und K., dass A. G. eine gesunde Gesichtsfarbe habe, er klage wie früher über Schmerzen in der Kreuzgegend, die sich nach Vorn um den Leib herumzögen. Gleich nach dem Unfall habe er diesen Schmerz auch empfunden, aber nicht so stark als später. Er habe im Kreuz auch ein Gefühl von Schwäche und erstrecke sich dieses auch ganz besonders auf die unteren Extremitäten. Die Beine kämen manchmal in so lebhaftes Zittern, wie nach einem meilenweiten Marsche, dazu habe er Kältegefühl in den Füssen, die namentlich des Nachts im Bette nicht warm werden wollten. Nachts belästige ihn auch der Kreuzschmerz besonders stark, sobald er im Bette warm werde. Appetit sei gut, der Urin flösse gut und leicht ab, der Stuhlgang sei träge. Zu gehen, zu sitzen oder zu stehen vermöchte er höchstens $^1/_2$ Stunde hintereinander. Bei Druck auf den untersten Brust- und ersten Lendenwirbel äusserte er lebhaften Schmerz. Alle objectiv wahrnehmbaren Zeichen fehlten. A. G. wurde am 1. Mai 1874 mit vollem Gehalt entlassen und verlegte seinen Wohnsitz in seine Vaterstadt, wo er gegenwärtig als „Rentier“ lebt. —

Von dort meldet er d. d. 12. September 1876, dass es ihm etwas besser ginge, doch giebt er Genaueres über sein Befinden, resp. über die Art seiner Beschwerden nicht an. — Dr. M. berichtete über ihn d. d. 24. August 1878, dass eine Abmagerung der unteren Extremitäten bei G. vorhanden sei, dass derselbe über häufiges Erlahmen, Einschlafen, Ameisenkriechen etc. in den Beinen, in schwächerer Weise auch in den Armen, klage, häufige Erectionen und leichten Abgang des Samens habe, auch an epileptiformen Krämpfen mit Verlust des Bewusstseins leiden wolle.

Er selbst schreibt d. d. 16. September 1878, dass sein Zustand in den letzten zwei Jahren schlechter geworden sei, die Schwäche in den Füssen permanent wäre und die Rückenschmerzen sich häufiger einstellten etc. Hiermit durchaus in Widerspruch ist es, dass G. im Kreise seiner Bekannten keineswegs als krank gilt, auch Spuren seines Krankseins sich in seinem Aeussern absolut nicht finden lassen.

Fall XXVI. Zusammenstoss. Angeblich chronische Myelitis.

Bei einem Zusammenstoss am 12. September 1872 (cfr. Fall I und XI) erlitt der 32jährige Feuermann M. mehrfache Contusionen am Kopf und Rücken, wollte nach dem Unfall zunächst einige Zeit unbesinnlich gewesen sein und blieb, weil er sich im Allgemeinen „ausserordentlich angegriffen" fühlte, ohne jedoch ärztliche Hilfe in Anspruch zu nehmen, anhaltend dem Dienste fern. Bei einer 6 Monate später mit ihm angestellten ärztlichen Untersuchung erschien sein Aussehen leidend, die Hautfarbe gelblich, die Haltung gebückt, die Sprache langsam, die Stimme schwach, die Augen trübe, die Pupillen von träger Reaction „ein geringer Grad von Schwachsichtigkeit mache sich, so wird des Weiteren berichtet, bemerklich, jede Körperbewegung scheine dem Patienten schwer zu fallen und hindere ihn, seiner Angabe nach, die allgemeine Schwäche an jeder auch der leichtesten Thätigkeit". — M. ging vorsichtig auf einen Stock gestützt, wollte im rechten Fuss beim Auftreten ein dröhnendes Gefühl haben, welches sich bis in die Kreuz- und Schultergegend erstrecke. Beim längeren Gehen bekäme er Stiche in der Brust und müsse stehen bleiben, auch hätte sich in der letzten Zeit Husten und Auswurf hinzugesellt. Appetit sei gering, Schlaf unruhig.

Er könne nicht lange still sitzen und werde zeitweilig von einem eigenthümlichen Schütteln des ganzen Körpers befallen. Besonders klagte M. über starke Schmerzen im Rücken, die anfallsweise aufträten. Er behauptete, die Arme nur kurze Zeit horizontal ausgestreckt halten zu können und liess sie alsbald kraftlos herabsinken, die Hände zitterten bedeutend. An den untern Extremitäten erfolgten alle Bewegungen träge und schwach. Die Sensibilität an den Unterschenkeln, besonders an den Füssen sei verringert etc. Die Angaben des M., zumal da die Persönlichkeit des Mannes auf den begutachtenden Arzt den Eindruck der Glaubwürdigkeit machte, veranlassten denselben, die Diagnose auf ein tiefes chronisches Erkranken des Rückenmarks zu stellen und wurde M. mit vollem Gehalte entlassen. Gegenwärtig lebt M., der von Hause aus Schneider und nur schwächlich war, in scheinbar ungetrübtem Wohlbefinden, spielt in einer gesellschaftlichen Vereinigung eine bedeutende Rolle und giebt sich selber keineswegs den Anschein eines Kranken.

Fall XXVII. Entgleisung. Angeblich chronische Myelitis. Vermuthliche Simulation.

Der 44jährige Wagenschieber Z. erlitt bei einer Entgleisung (cfr. Fall II, XVIII und XIX) am 15. September 1872 eine „Nerven-Erschütterung". Gleich nach dem Unfall klagte er über allgemeine Hinfälligkeit, Stiche im Kreuz und in der Brust, Kopfschmerz, Herzklopfen und Harnbeschwerden. Er blieb mit Hartnäckigkeit bei diesen Klagen, ging im Sommer des folgenden Jahres auf das Land, kehrte angeblich von dort ungebessert zurück und wurde im September 1873 von den DDr. B. und K. untersucht. Die Experten bekunden, dass Z. kränklich aussehe, langsam und gebückt an einem Stock sich fortbewege, dass er über Kopfschmerz, Schwindel und Schmerzen in den Armen klage, auch darüber, dass sein Gedächtniss gelitten hätte. Ausserdem will er Schmerzen zwischen den Schultern, besonders aber im Kreuz empfinden und sollen diese Schmerzen vom Kreuz ausstrahlen nach Blase und Mastdarm, wodurch lästiges Drängen zum Stuhl und häufiges Harnen bedingt werde etc. Dieselben Aerzte wiederholten ihre Untersuchung am 18. April 1874; hierbei fanden sie den Z. blass und leidend aussehend; er klagte über sehr heftigen Schmerz im Rücken, welcher seinen Sitz am untern Ende der Brustwirbel und an der Verbindungsstelle der Lendenwirbel mit dem Kreuzbein habe. Von ersterer Stelle strahle der Schmerz um die untere Brustgrenze, von letzterer um die Unterbauchgegend und in die Leistengegend hinab. Auch nach dem Kopf ziehe sich der Schmerz hinauf, zuweilen heftig stechend. Die Schmerzen strahlten alsdann auch vom Hinterkopf häufig in die Augen, er habe das Gefühl, als träten die Augäpfel aus ihren Höhlen, mit Flimmern und Farbensehen. Der Appetit sei mangelhaft, der Stuhlgang regelmässig, Schlaf unruhig. — Der Puls war beschleunigt. Objectiv war, wie bei der früheren, auch bei dieser Untersuchung Nichts aufzufinden. —

In Folge der ärztlichen Diagnose, welche auf krankhafte Vorgänge im Rückenmark und an der Basis des Gehirns lautete und durch baldige Lähmung des Sehnerven totale Erblindung in Aussicht stellte, wurde Z. im Juni 1874 mit vollem Gehalte entlassen, und es ist nur zu bemerken, dass bei demselben bis jetzt (September 1878) von Erblindung keine Rede, auch sonst sein Gesundheitszustand, dem Anschein nach, der allergünstigste ist.

Fall XXVIII und **XXIX.** Zusammenstoss. Angeblich dabei veranlasste zwei Fälle von chronischer Myelitis, von denen der eine nach 3 Jahren den Tod herbeigeführt haben soll.

Bei einem nicht allzu heftigen Zusammenstoss zweier Güterzüge auf dem Bahnhofe zu E. am 21. Juni 1873 wurden angeblich der Locomotivführer L. und der Oberschaffner H. beschädigt. Ueber L. berichtete Dr. A. d. d. 18. August ejusd. ann., dass das Nervensystem desselben in Folge jenes Ereignisses in einen Zustand derartiger Aufregung versetzt worden sei, dass ihm die für seine Beschäftigung nöthige Ruhe und Geistesgegenwart fehle. „Ausserdem ist es mir zweifelhaft — so sagt der Expert — ob L., trotzdem keine äusserlich sichtbare Verletzung bei ihm vorlag, nicht dennoch erheblicheren Schaden gelitten hat. Es besteht nämlich in der Mitte der Wirbelsäule eine auf Druck schmerzhafte Stelle, und scheint ferner die Sensibilität an den unteren Extremitäten etwas vermindert zu sein, so dass mindestens eine ziemlich intensive Erschütterung des Rückenmarks anzunehmen ist, die sich erst in einiger Zeit ausgleichen dürfte. Was die Aussagen des L. betreffs der subjectiven Erscheinungen (Schwäche und Schmerzhaftigkeit in den Beinen etc.) betrifft, so machen diese den Eindruck der Wahrhaftigkeit und stimmen mit dem objectiven Befunde überein“ etc.

In Betreff des angeblich gleichzeitig beschädigten Oberschaffner H. berichtet derselbe Gewährsmann d. d. 3. October 1873, dass H. in Folge einer bei jenem Unfall davongetragenen inneren Verletzung (der Wagen, in dem er sass, war hoch und zur Seite gehoben!) derartig an den Lungen und an den Beinen (!) leide, dass keine Aussicht auf Wiedererlangung seiner Arbeitsfähigkeit vorhanden sei. — H. hatte sich unmittelbar nach dem Unfall so wenig beschädigt gefühlt, dass er seine Reise fortsetzte und erst zwei Tage später sich krank meldete; auch L. hatte gleich nach dem

Ereigniss nicht über irgend welche Beschwerde geklagt, doch war sein blasses und verstörtes Aussehen aufgefallen. Er wollte einen Stoss gegen die Brust bekommen haben, der so heftig gewesen sei, dass seine Uhr eingedrückt und stehen geblieben wäre; er behauptete auch, dass er kurze Zeit ohnmächtig gewesen und bald nach dem Unfall von Blutauswurf befallen sei. Aeusserlich sichtbare Spuren der Verletzung fanden sich bei ihm nicht vor. — In seiner Vernehmung am 23. December 1873 gab er an, dass er seit dem Unfall viel gelitten habe durch Athmungsbeschwerden, Stiche in der Brust und Schlaflosigkeit; „die Brustschmerzen sind jetzt im Abnehmen, sagt er wörtlich, dafür scheint sich ein anderes Uebel auszubilden, nämlich Schwäche im Rücken. Ich kann weder anhaltend sitzen noch liegen, gehen oder stehen."

Durch ein zu dieser Zeit ausgestelltes ärztliches Attest wird dem H. bescheinigt, dass er in Folge einer Contusion des Thorax an chronischer Entzündung des linken unteren Lungenlappens mit übelriechendem Auswurf leide, und dass sein Kräftezustand ausserordentlich herabgesetzt sei.

Am 6. Mai 1874 berichtet Dr. A. über H., dass der allgemeine Ernährungszustand sich ein wenig gebessert habe, doch der Appetit noch schlecht, der Schlaf nicht ohne Kunsthilfe möglich sei. Das Lungenleiden habe sich gleichfalls gebessert, der Auswurf sei nicht mehr so reichlich und übelriechend, der Percussionston sei im Bereich des linken unteren Lungenlappens tympanitisch, das Athmungsgeräusch schwach bronchial, Kurzathmigkeit, besonders nach Bewegung, sehr hochgradig. „Das Rückenmark anlangend, findet man neben 2 weniger schmerzhaften Stellen im Bereiche der Brustwirbelsäule, in der Gegend des letzten Brustwirbels, bedeutende und auf einen Punkt beschränkte Schmerzhaftigkeit. Unterhalb derselben ist die Haut im hohen Grade anästhetisch, so dass Nadelstiche nur an wenigen, etwa thalergrossen Stellen gefühlt werden. Ganz dasselbe Verhalten zeigt die Haut gegen den mit dem Pinsel angewandten elektrischen Strom, wogegen die Muskeln normal reagiren. Der Gang ist sehr unsicher und gespreizt" etc.

Am 26. Januar 1875 berichtet derselbe Gewährsmann, dass im linken unteren Lungenlappen sich ein Hohlraum ausgebildet habe, und dass immer noch bedeutende Kurzathmigkeit vorhanden sei. In der Gegend der letzten Brustwirbel habe sich eine geringe Difformität entwickelt, an der Stelle, welche früher auf Druck besonders schmerzhaft war; diese Schmerzhaftigkeit hingegen habe nachgelassen. Unterhalb dieser Stelle sei der Rücken, wie auch die Haut der unteren Extremitäten, unempfindlich, mit Ausnahme einer kleinen Stelle an der äusseren Seite des linken Knies und der Geschlechtstheile. Der Gang sei unsicher und schwankend, und klage H. über zunehmende Schwäche und ziehende Schmerzen in den Beinen.

H. wurde nun mit vollem Gehalt entlassen. — Nach einer Benachrichtigung d. d. 21. August 1876 sollte das Befinden desselben anhaltend noch ein sehr wenig günstiges sein, ohne dass jedoch Genaueres über die Art seiner Beschwerden angegeben wurde. Am 1. September 1876 verstarb H. im Alter von 49 Jahren unter den deutlich ausgesprochenen Erscheinungen der Phthisis. Zwei Tage später wurde durch die Dr.Dr. A. und V. die Section ausgeführt und folgender Obductionsbericht zu den Acten gegeben: „Bei der Eröffnung des Wirbelkanals zeigten die beiden ersten Rückenwirbel an ihren Dornfortsätzen Spuren chronischer Entzündung des Knochengewebes. Im Wirbelkanal fand sich, von dem ersten Rückenwirbel bis zum Kreuzbein herab, dem Rückenmark aufliegend, eine röthlich gelbe, leicht getrübte gelatinöse Ausschwitzung, das Product einer schleichenden Entzündung der Rückenmarkshäute. An den Körpern der zwei ersten Rückenwirbel derselbe Zustand, wie an den Dornfortsätzen: eine chronische Entzündung ohne Eiterbildung. — Bei der Eröffnung der Brusthöhle zeigten sich beide Lungen stark mit der Brustwand verwachsen (alte Rippenfell-Entzündung). In beiden Lungenspitzen grosse Cavernen.

Im linken unteren Lungenlappen eine ausgedehnte Narbenbildung, durch welche ein Luftröhrenast beträchtlich auseinandergezogen und erweitert war. In der Bauchhöhle nichts Abnormes. Um den After mehrfache Fisteln, die Ueberbleibsel einer Eiterung in dem um den Mastdarm liegenden Bindegewebe, wie solche bei chronisch Lungenkranken oft vorkommen.

Aus dem Befunde ist Folgendes zu schliessen:

„Durch den bei dem Unfall erlittenen Stoss entstand 1) eine Quetschung der beiden obern Rückenwirbel, aus welcher sich eine schleichende Knochenentzündung entwickelte, die sich auf die Rückenmarkshäute fortpflanzte und sich über deren ganze Ausdehnung verbreitete; 2) entstand durch denselben Stoss eine Zerreissung des Gewebes im linken untern Lungenlappen mit Bluterguss. Diese Läsion führte zu den im Leben beobachteten Brande eines Theils dieses Lappens. Der Lungenbrand heilte, hinterliess eine Narbe, welche den Luftröhrenast auseinanderzerrte und dadurch eine dauernde Störung der Lungenthätigkeit und damit des ganzen Wohlbefindens setzte. Unter diesen Umständen kam es nachträglich bei dem zuvor notorisch Gesunden zu weiteren Veränderungen in den Lungen, welche sich durch die Höhlen in den Lungenspitzen documentirten.

Es ist somit durch die Section zweifellos erwiesen, dass der Krankheitszustand des H. auf jenen Unglücksfall zurückzuführen ist“.

Was die Ergebnisse der Section anlangt, so bedauern wir, aus derselben keineswegs die Ueberzeugung, wie die Obducenten gewinnen zu können. Es wird leider über die Spuren der chronischen Entzündung des Knochengewebes (Auftreibung, einzelne entzündliche Herde mit Erweichung und kleinen Necrosen, Lockerung der Gelenkverbindungen etc., nichts Genaueres gesagt. Auch fehlen für die Annahme, dass bei dem event. Stoss eine Quetschung der betreffenden Wirbel stattgefunden habe, in der mitgetheilten Krankengeschichte alle anamnestischen Momente. — Die Section ist am 3. Tage nach dem Tode in der noch wärmeren Jahreszeit gemacht, und die Vermuthung ist nicht von der Hand zu weisen, dass Hypostase des Bluts in der Leiche und beginnende Fäulniss irrthümlich die Annahme bestandener chronischer Entzündungsvorgänge in den Wirbeln bewirkte, während das in dem Wirbelkanal befindliche Fett fälschlicherweise als Product vorhergegangener meningitischer Processe gedeutet wurde. Jedenfalls fehlte jeder Anhalt, aus dem Mitgetheilten den Nachweis einer chronischen „Entzündung der Rückenmarkshäute“ herzuleiten; denn von Verdickungen, Verwachsungen derselben untereinander, resp. der Dura mit der Wirbelsäule, ist nicht die Rede, desgleichen nicht von Bluterguss, Eiterung etc., ebenso ermangeln auch alle, selbst die einfachsten makroskopischen Befunde, welche auf früheres Vorhandensein von chronischer Myelitis, Erweichung, Infiltration oder Schwund und

Verfärbung des Marks zurückschliessen lassen. — Sehr wichtig ist hingegen die durch die Section festgestellte überaus deutlich ausgesprochene Zerstörung der Lunge durch tuberculöse Entartung. Aus dem Verlauf der Krankheit, sowie aus dem Sectionsbericht ergiebt sich nun, dass im Verlaufe der Cavernenbildung im linken untern Lungenlappen ein unter Verhältnissen, wie den hier vorliegenden, nicht allzu seltenes Ereigniss, nämlich Gangränescenz der Wandungen und des Inhalts der Caverne eingetreten ist, welche sistirte und nach Entleerung der brandigen Massen nicht weiter um sich griff.

Erwägt man, dass erst $^1/_2$ Jahr nach dem Unfall die Erscheinungen von Lungenbrand auftraten, dass hingegen der Befund in den Lungenspitzen auf ein länger, vermuthlich schon Jahre hindurch bestehendes Leiden hinweist, so scheint es immerhin gewagt, dem Unfall die Schuld an der Erkrankung, resp. an dem Tode des pp. H. beizulegen. — Viel einfacher und natürlicher ist die Annahme, dass der pp. H. an chronischer Lungentuberculose litt und an dieser auch ohne den Unfall sicher zu Grunde gegangen wäre, womit nicht gesagt ist, dass der besagte Unfall nicht event. den Tod allein schon in Folge des Shock schneller herbeigeführt haben könne. —

Ueber L. berichtet gleichfalls Dr. A. am 14. Juli 1874, dass derselbe in Folge der erlittenen Erschütterung eine Verletzung der Brustwirbelsäule davongetragen habe, die „dauernde Erwerbsunfähigkeit“ bedinge.

Die Dornfortsätze vom 3. bis 9. Brustwirbel seien schmerzhaft, und etwas seitlich und nach hinten dislocirt. Die hauptsächlichste Schmerzhaftigkeit liege über dem Dornfortsatze des 7. Halswirbels. Die Sensibilität sei in beiden Beinen herabgesetzt, das Muskelgefühl undeutlich und in Folge hiervon der Gang schleppend, langsam und nur mit gespreizten Beinen möglich; bei geschlossenen Augen gehe L. ganz unsicher und stolpernd etc. — Am 26. Januar 1875 berichtete derselbe Gewährsmann, dass das Leiden bei L. fortgeschritten sei. Die Abweichung der Brustwirbel nach hinten habe sich trotz eines Stützapparates vergrössert, die Gefühllosigkeit sei bis auf eine kleine Partie an der Vorderseite der Unterschenkel eine vollständige, die Lähmung der Beine so beträchtlich, dass der

Gang höchst unsicher und beschwerlich erscheine. Auch Blasenlähmung habe sich eingestellt, so dass L. nur bei grosser Aufmerksamkeit im Stande sei, Durchnässung der Kleidungsstücke zu vermeiden.

Auch L. wurde nunmehr mit vollem Gehalt entlassen. Ueber ihn wird d. d. 21. August 1876 berichtet, dass er über allgemeine Schwäche klage, besonders über Schwäche und Schmerz in den Beinen und im Rücken, ferner über Reizbarkeit und mangelnden Schlaf und dass er sich zu keiner Arbeit fähig fühle. —

Im August 1878 berichtet wiederum Dr. A. dass der Zustand des L. ein ungünstiger sei. An der Wirbelsäule bestehe, und zwar in der Gegend des 7. Brustwirbels, eine deutliche Formveränderung, ausserdem an den Beinen Gefühllosigkeit, selbst gegen die stärksten Einwirkungen des inducirten Stroms, endlich sei der Gang sehr schwerfällig und schleppend, so dass an einer Läsion des Rückenmarks kein Zweifel aufkommen könne.

Angesichts so bestimmter Angaben scheint es fast vermessen, an der Richtigkeit der gestellten Diagnose zu zweifeln, dennoch müssen wir es. Das Gesammtbild, welches dieser Kranke darbietet, entbehrt zu sehr der Harmonie unter den einzelnen Symptomen. Wir sehen zunächst bei ihm die Erscheinung des Shock „sein Nervensystem ist so erregt, dass es ihm an der zu seinem Beruf erforderlichen Ruhe ermangelt". Ein Jahr später soll vom 3. bis 9. Brustwirbel — bekanntlich springt bei der gewöhnlichen Haltung des Rumpfes der 6. und 7. Brustwirbel am meisten nach hinten hervor, ausserdem zeigt die Wirbelsäule bei fast allen Menschen, zumal an der bezeichneten Stelle, auch noch eine geringe seitliche meistentheils nach rechts gerichtete Verkrümmung, welche Verhältnisse leicht übersehen und zu diagnostischen Irrungen Anlass geben können! — Dislocation seitlich und nach hinten vorhanden, jedoch Druck an einer anderen Stelle und zwar über dem letzten Halswirbel besonders schmerzhaft sein, dazu gesellen sich Erscheinungen von Ataxie.

Wieder $^1/_2$ Jahr später soll das Leiden, zumal die Lähmung stetig fortgeschritten, die Abweichung der Brustwirbel bedeutender geworden, dann aber wiederum während der nächsten zwei Jahre der Zustand unverändert geblieben sein. Abgesehen davon, dass aus den angegebenen Symptomen keine Rückschlüsse auf eine bestimmte Form von Erkrankung des Rückenmarks sich ergeben, stimmt hier auch nicht die anfänglich und durch die ersten zwei Jahre fortgesetzte stetige Verschlimmerung und grosse Hartnäckigkeit der Erscheinungen mit dem ferneren Verlauf, vor Allem aber nicht damit überein, dass, wie wir erfahren, der gegenwärtig 37 Jahre alte L. sich eines guten und kräftigen Aussehens erfreut und nicht nur häusliche Arbeiten verrichtet, sondern, da er sich ein kleines Fuhrwerk hält, auch alle hiermit verknüpften Obliegenheiten selber besorgt, den Wagen hebt und wäscht, das Pferd putzt, den Stall reinigt und früh und Abends bei gutem, wie bei schlechtem Wetter herumfährt, ein Verhalten, welches jedenfalls mit seiner auch noch jetzt vorgebrachten Behauptung, dass er sich nicht ohne grösste Anstrengung und heftigste Schmerzen bewegen könne, in directem Widerspruch steht.

Fall XXX. Zusammenstoss. Chronische Myelitis, wahrscheinlich Simulation.

Der 49 Jahre alte Lokomotivführer P. behauptete, am 23. Dec. 1870, beim plötzlichen Reversiren der Maschine, gegen den Kessel geworfen zu sein und hierdurch eine Quetschung des linken Oberschenkels erlitten zu haben, die ihn 14 Tage an der Ausübung seines Dienstes verhindert habe. Am 10. Januar 1873 meldete er auf's Neue sich krank, angeblich weil er in Folge Gegenfahrens seiner Maschine gegen stillstehende Güterwagen am 16. December 1872 einen so heftigen Schreck und eine derartige Erschütterung erlitten habe, dass seitdem Lähmung seiner Oberschenkel eingetreten und er deshalb und wegen Schwäche, Brust- und Rückenschmerzen nicht mehr dienstfähig sei. Von beiden Unfällen war der Bahnverwaltung seiner Zeit keinerlei Mittheilung zugegangen; P. kam in Verdacht der Simulation, da jedoch sein Aussehen schlecht sein sollte, wurden Anfangs Mai 1873 die DDr. B. und K. beauftragt, den Körperzustand des P. zu untersuchen und sich gutachtlich über denselben zu äussern.

Die Experten gaben an, dass P. von mittlerer Statur, robustem Körper, etwas gedunsenem Gesicht und stupidem Ausdruck sei. Seine Sprache sei undeutlich accentuirt, man höre ihm an, dass er die Zunge nicht frei bewegen könne. Er behaupte bis zum 12. December 1872 mit unwesentlichen Unterbrechungen gesund gewesen zu sein. Am genannten Tage sei er mit dem Nachtzuge von B. auf einen stillstehenden Güterzug bei M. in Folge falscher Weichenstellung seitlich aufgelaufen, habe dabei einen heftigen Stoss bekommen, sei allerdings im Stande gewesen, seinen Dienst zunächst noch zu versehen, auch nach Absolvirung desselben nach Hause zu gehen, sei alsdann jedoch 5 Tage bettlägerig gewesen und darnach wieder in Dienst getreten. Erst bei dem abermaligen Fahren sei ihm nunmehr die nachtheilige Wirkung der erlittenen Körpererschütterung klar geworden. Er habe spannenden Schmerz um den Unterleib, Schmerz, Schwäche und Zittern im Rücken, Druck im Kopf, donnernde Geräusche in den Ohren und Schwindel bekommen, und diese Empfindungen hätten schliesslich solche Höhe erreicht, dass er, durch sie gezwungen, am 10. Januar 1873 aus dem Dienst getreten sei. Am 20. Februar ejusd. ann. habe er versucht den Dienst wieder anzutreten, sei aber durch sofortigen Eintritt der obigen Beschwerden veranlasst worden, die Fahrt zu unterbrechen und als Passagier nach Hause zurückzukehren. Gegenwärtig klage er über Kältegefühl im Rücken, leichtes Ermüden der Beine, Neigung zu Schwindel, der namentlich bei Getöse aufträte. Der Blick des Auges, der Ausdruck des Gesichts seien in hohem Grade leidend und Alles spräche für eine tiefe Erkrankung des Marks etc. In Folge dieser Begutachtung seines Körperzustandes wurde P. im October 1873 mit vollem Gehalt entlassen. Schon zuvor hatte er und zwar im August ejusd. ann. eine Anstellung in der Gasanstalt zu M. angenommen, wovon der Bahnverwaltung erst im November Kenntniss wurde. —

Da nunmehr die Verwaltung sich veranlasst fühlte, ihm die zu seiner Pension gewährte Zulage zu entziehen, kam es zur Klage. Im Verlauf der gerichtlichen Untersuchung bekundete der pr. Arzt Z. am 19. September 1876, dass P. eine grosse Erregtheit und Verwirrung der Gedanken zeige, über Kopfschmerz und Schlaflosigkeit klage, dass sein Aussehen elend und angegriffen, sein Gang unsicher und schwankend und an dem Vorhandensein einer in Folge des im Jahre 1872 erlittenen Unfalls entstandenen chronischen Entzündung des Rückenmarks absolut nicht zu zweifeln sei. In Folge dessen gewann P. seinen Process und wurde ihm gerichtlich eine Seitens der Bahnverwaltung zu zahlende Rente von in Summa 1977 Mark jährlich zugesprochen.

Gegenwärtig lebt P. in E., dem Anschein nach in ungetrübtem Genuss seiner Gesundheit, doch war Bestimmtes über ihn nicht zu eruiren.

Fall XXXI. Zusammenstoss. Angeblich dabei acquirirte chronische Myelitis.

Am 23. August 1873 war der Schaffner A. P., 26 Jahre alt, bei dem Zusammenstoss zweier Güterzüge (cfr. Fall V) betheiligt. P. meldete sofort sich krank und fuhr nach der 6 Meilen entfernten Station M., seinem Wohnort, zurück. Der Zusammenstoss war derart erfolgt, dass einem Zuge, der langsam voranfuhr, ein anderer, auf dem P. sich befand, mit grösserer Schnelligkeit folgte und, wenn auch ohne grosse Gewalt, doch so heftig auf ersteren aufstiess, dass die zwei letzten Wagen dieses Zuges aus den Schienen geriethen.

Am 7. September ejusd. ann. berichtet Dr. B. dass er den A. P. ausser Bette, angekleidet, wohl und munter aussehend angetroffen habe. A. P. klagte über Schmerzen im Kreuz und in der linken Hüfte, die nach der Harnblase ausstrahlten; auch dass ihm das Harnlassen einige Tage beschwerlich gewesen sei. Er fühle grosse Schwäche in den Gliedern etc. Am 20. September berichten die DDr. B. und M., dass A. P. angebe, fortwährend an heftigen Schmerzen im Kreuz zu leiden, dass aber alle objectiven Zeichen mangelten, die für die Annahme eines krankhaften Zustandes bei ihm sprächen. — Bald über heftige Kopfschmerzen, bald über Angstgefühl, welches sich bis zu Weinkrämpfen steigere, dann wieder über geistige Schwäche oder über Schmerzen im Kreuz klagend, verbringt A. P. die vollen nächsten 2 Jahre in absoluter Unthätigkeit, siedelt dann nach V. über und meldet von dort d. d. 26. Juni 1875, dass sich sein Leiden sehr verschlimmert habe, ohne jedoch anzugeben, worin diese Verschlimmerung bestehe.

Im December ejusd. ann. berichtet Dr. S. dass er den P. heiteren Sinnes und wohl aussehend gefunden habe, Appetit, Verdauung und Schlaf seien bei demselben gut, er klage nur über hin und wieder auftretende Schmerzen im rechten Schultergelenk und im Kreuz. Der Gang sei sehr unsicher. P. schwanke hin und her, müsse sich auf Etwas stützen und gäbe an, unter den Füssen ein Gefühl zu haben, als ginge er auf Filz, ausserdem habe er Formicationen und Taubheitsgefühl in beiden Beinen etc. A. P. wurde in Folge dessen mit vollem Gehalt entlassen.

Am 20. Juli 1876 besuchte ich ihn. Schon ehe ich ihn sah, hatte ich erfahren, dass A. P. der bei seinen Eltern lebte und in der Ackerwirthschaft des Vaters thätig sei, im Mai ejusd. ann. sich verheirathet habe und dass man ihn im Kreise seiner Bekanntschaft keineswegs für sehr leidend halte. Ich fand den A. P. mit den Seinigen beim Essen. Er wusste nicht, wer ich war und was ich wollte. Ich fragte, ob ich ihn auf wenige Augenblicke sprechen könne. P. erhob sich prompt und bat mich, in ein anderes Zimmer zu treten, doch entging mir nicht, dass er, vorsichtig beobachtend, sein Auge auf mich richtete.

Ich vermied im Beginn unserer Unterhaltung ihn über meine Persönlichkeit aufzuklären und er beantwortete alle meine Fragen sicher und verständig. Als ich ihm sagte, ich sei Arzt an der Bahn, bei welcher er früher angestellt gewesen, erschrak er sichtlich, eine leichte Röthe überflog sein Gesicht und sehr erregt fragte er, ob ich im Auftrage der Bahnverwaltung käme. Der Puls, zuvor sehr ruhig und gleichmässig, nahm jetzt eine Frequenz von über 100 Schlägen in der Minute an und das gesammte Verhalten des Mannes änderte sich in höchst auffälliger Weise. Er, der bis dahin keine Eigenthümlichkeit in der Unterhaltung gezeigt, wusste jetzt nicht, wie alt er sei, wann, wo und wie der betreffende Eisenbahn-Unfall sich zugetragen habe, und wiederholte dabei fortwährend: „Sehen Sie, meine Gedächtnissschwäche“ etc. Ueber sein Befinden befragt, sagte er, dass er noch häufig Schmerzen im Kreuz hätte, dass er sich schwach und angegriffen fühle: er könne nicht lesen, nicht schreiben, sein Appetit sei gut, der Schlaf jedoch ungeregelt.

So genau ich mich über seine Lebensweise zu belehren suchte, vermied er doch sorgfältig, mir von seiner Verheirathung zu erzählen. Der pp. A. P. ist ein wohlgebauter kräftiger Mann, gut genährt, von frischem robustem Aussehen. Er klagte bei meiner

Untersuchung, selbst bei starkem Druck nirgends über eine Empfindlichkeit der Wirbelsäule, und ich fand objectiv nicht die mindeste Krankheitserscheinung bei ihm vor.

Fall XXXII. Fall vom Bremssitz bei einem Zusammenstoss. Erschütterung des Rückenmarks.

Der 54jährige Bremser B. erkrankte am 2. März 1873 an „Verstauchung und Erschütterung der Wirbelsäule". Er war bei Gelegenheit eines Zusammenstosses von seinem Bremssitz heruntergefallen und fühlte sich von dem Sturze im ganzen Leib derartig zerschlagen, dass er die nächsten 14 Tage liegend verbringen musste, und jede Bewegung ihm heftige Schmerzen verursachte. Ohne besondere Krankheitserscheinungen darzubieten, kam B. mehr und mehr von Kräften, und der behandelnde Arzt bezeichnete 4 Wochen später die Schwäche in den Beinen des B. als eine „lähmungsartige". — Am 6. Juni ejusd. ann. hatte sich B.'s Zustand sehr gebessert, doch litt er noch an Blutarmuth und grosser Erregbarkeit des Nervensystems.

Er blieb anhaltend dem Dienste fern, und die DDr. Bl. und K. berichteten über ihn d. d. 21. April 1874, dass er etwas älter aussähe, als er sei, klein und schwächlich und von blasser Gesichtsfarbe wäre. Er behaupte, nicht arbeiten zu können, weil er bei jedem Versuch körperlicher Thätigkeit sofort Schmerzen im Kreuz bekomme, die nach den Beinen ausstrahlten. Ab und zu habe er auch Schmerz im Rücken, der sich der Brust mittheile und sehr empfindlich sei, oder im Nacken; von dort verbreite sich der Schmerz auf den ganzen Kopf und bewirke grosse geistige Benommenheit. Der Puls war matt, Appetit mangelhaft, Stuhlgang regelmässig, Schlaf gut. Eine starke Abmagerung machte sich bemerklich; die Schultern hingen schlaff herab. Mässiger Druck auf die unteren Brustwirbel und auf die Verbindungsstelle der Lendenwirbel mit dem Kreuzbein erregte scheinbar heftigen Schmerz.

Am 15. Mai 1874 erschien B. den ihn abermals untersuchenden Aerzten wieder zu leichterem Dienst befähigt, so wesentlich war sein Zustand gebessert, doch meldete er sofort auf's Neue sich krank. — Bei der Verwaltung lief nunmehr eine Denunciation ein, dass B. simulire, und derselbe, der zunächst ein ärztliches Attest des

Inhalts beibrachte, dass er an „Bluthusten und Athemnoth“ leide, wurde veranlasst, sich in dem Krankenhaus zu M. aufnehmen zu lassen. Objectiv wurde dort an B. absolut nichts Krankhaftes festgestellt. Seine beständigen Klagen blieben jedoch auch im Krankenhause sich gleich: Schwächegefühl und Schmerz in der rechten Brust und im Kreuz. — B. blieb vom Juni bis September in der Anstalt und behauptete, dieselbe kränker verlassen zu haben, als er sie betreten hätte.

Im November 1874 berichtete Dr. K. über den B., dass er ihn für vollständig tauglich zu leichterem Dienste halte, doch gelang es dem B., auf zwei entgegengesetzt lautende Atteste gestützt, die freilich nicht irgend Positives über seinen Zustand, sondern nur im Allgemeinen bekunden, dass er „an den Folgen einer Rückenmarks-Erschütterung“ leide, seine Entlassung mit vollem Gehalte zu erwirken. B. verzog alsbald nach B. und soll nach einem ärztlichen Zeugniss d. d. 21. Februar 1878 an „Lungenemphysem“ leiden, über dessen Veranlassung zwar Nichts angegeben, welches jedoch nach Allem wohl als Product chronischer Entzündungsprocesse in den Lungen zu betrachten sein dürfte, an welchen B. vielfach gelitten hat, und denen wohl mehr, als der vermeintlichen Rückenmarks-Erschütterung, sein sieches und elendes Wesen zur Last gelegt werden dürfte.

Fall XXXIII. Unbedeutender Zusammenstoss. Angeblich dabei veranlasste, durch einen Tumor in den Häuten bedingte chronische Myelitis.

Bei einem höchst unbedeutenden Zusammenstoss am 8. November 1874 erlitt der 28jährige Zugführer K. ein Mann, dessen dienstliches Verhalten vielfach Anlass zu disciplinarischen Strafen gegeben hatte, angeblich eine so heftige Erschütterung des Rückenmarks, dass er „dienstunfähig“ wurde. Vom 4.—6. December ejusd. ann. that er wieder Dienst, meldete alsdann aber auf's Neue sich krank und blieb anhaltend ohne Beschäftigung.

Am 13. April 1875 wurden die DDr. K. und M. mit Untersuchung des K. beauftragt und berichteten, dass K. angäbe, bei dem Unfall aus dem Schaffnersitz herausgetreten und rückwärts auf den Wagen geworfen worden zu sein. Er will sofort Schmerzen im Kreuz und in der Brust, auch ziehende Schmerzen im linken Bein empfunden, jedoch Spuren äusserer Verletzung nicht davongetragen haben. Bei der Untersuchung klagte er über einen unbestimmten, zuweilen heftig werdenden, nicht genau localisirten Schmerz im Kreuzbein und der unteren Lendengegend, der auch nach den Beinen, besonders dem linken ausstrahle. Ausserdem fühle er sich beim Gehen und Stehen sehr matt, wolle Kopfschmerz und Ohrensausen haben und unvermögend sein, längere Zeit zu lesen. Objectiv liess sich absolut Nichts nachweisen.

Am 10. Mai 1875 berichtet Dr. K. „dass der angeblich Verletzte ein gutgenährter, starker Mann, von gesunder Farbe, straffer Haltung, leichter Beweglichkeit und lebhaftem Blick sei. Er klage über Nichts, als über einen dumpfen drückenden Schmerz in der Höhe der Herzgrube, und zwar mitten zwischen Brustbein und Wirbelsäule in der Tiefe. Fortwährend sei dieser Schmerz nicht vorhanden, doch soll er sich in der Rückenlage und beim Gehen derart vermehren, dass dadurch das Athmen erheblich beengt würde. Endlich klagte K. über einen zeitweise sich einstellenden lebhaft stechenden Schmerz in den unteren Extremitäten, namentlich im linken Oberschenkel, über eine geringe Abnahme der Sehkraft und Sausen in den Ohren. —

Die physikalische Untersuchung ergab normalen Zustand der Brustorgane. Patient konnte ohne Beschwerde tief inspiriren. Weder am Brustbein, noch an der Wirbelsäule war irgend ein Punkt bei Druck schmerzhaft. K. konnte sich ebenso leicht bücken, als aufrichten. Sensibilitäts- oder Motilitäts-Störungen waren nicht vorhanden. Das Gehör war genügend scharf, die Pupillen reagirten normal. Alle Körperfunctionen: Appetit, Verdauung, Stuhl und Harnentleerung waren wohl geordnet, der Schlaf gut, das Denkvermögen ungeschwächt.

Bei Untersuchung des Bremssitzes erschien die Angabe K's. auf den Wagen gestürzt zu sein, höchst unwahrscheinlich und musste nach Allem und bei dem Fehlen jeder objectiven Erscheinung der wohlbegründete Verdacht auf Simulation rege werden.

Auch Dr. M. schloss sich dieser Ansicht über K's. Befinden an, und die Bahnverwaltung ertheilte auf Anrathen beider Aerzte dem K. die Weisung, sich in das Krankenhaus zu M. behufs weiterer Beobachtung aufnehmen zu lassen. K. folgte zwar dieser Aufforderung, verliess jedoch ohne Erlaubniss die Anstalt nach wenigen Stunden, angeblich, weil ihm nicht ein eigenes Zimmer zugetheilt sei. In allen den zahlreichen Briefen, die er um Unterstützungen zu erlangen, an die Bahnverwaltung richtete, zeigte er sich als ein widerlicher und alberner Schwätzer: „Gott sendet den trockenen Fluren milden Regen, aber Menschen zerreissen sich um eines Pfennigs Werth — welcher Widerspruch mit Gottes Wort, nur Gutes zu thun" etc.

Nach einem ärztlichen Attest d. d. 16. August 1875 klagte K. damals über fortbestehenden drückenden Schmerz in der Gegend des letzten Brustwirbels. Im Bett fühle er denselben weniger, doch steigere er sich beim Gehen und anhaltendem Sitzen. Druck auf jene Stelle vermehre den Schmerz nicht. Ebenso klagte er über Schmerzen im linken Knie, die bis zum Fussgelenk ausstrahlten. Im Hüftgelenk habe er ein Gefühl von Lähmung, auch wollte er an Appetitlosigkeit und Schwindel leiden. Der Schlaf sei gut. Der Gang des K. war träge und etwas schleppend. Die Untersuchung ergab objectiv abermals absolut Nichts, was die Angaben des K. unterstützte. Im October ejusd. ann. sandte K. ein Attest des Dr. A. ein, demzufolge er ganz ausser Stande sei, längere Zeit zu gehen, er habe ein Gefühl grosser Schwäche, auch das Körpergewicht habe abgenommen, dasselbe hätte früher mehr, jetzt nur 163 Pfd. betragen. Neigung zur Verstopfung, bisweilen Beengung in der Herzgegend sei vorhanden, die Neigung zum Geschlechtsgenuss fehle gänzlich. Das Aussehen sei schlecht, der Gang sei schwerfällig und unsicher, die Wirbelsäule sei, namentlich in der Kreuzgegend, empfindlich etc. Am 13. April 1876 wiederholte derselbe Arzt dieselben Angaben, wie vorstehend, doch klage K. jetzt auch noch über Taubheit in den Beinen und Kitzeln in den Fusssohlen, heftige Schmerzen im linken Knie und im rechten Schulterblatt etc. Eine längere Badecur in Elmen bei Schönebeck blieb angeblich ohne Wirkung, und d. d. 11. September 1876 berichtete Dr. A. dass K. mehr als früher klage, dass sich bei ihm immer mehr Lähmung der unteren Extremitäten mit dem Gefühl der Ermattung beim Gehen zeige, dass seine Kräfte abgenommen hätten, öfters ein Gefühl der Beengung, gewissermassen Einschnürung in der Herzgegend aufträte, dabei sei Stumpfheit des Gefühls in den Beinen und Kitzeln in den Fusssohlen vorhanden, der Schmerz im linken Kniegelenk und im rechten Schulterblatt dauere fort, Abnahme des Gedächtnisses mache sich bemerklich etc. Der betreffende Arzt begründete auf diesen wunderbaren Symptomen-Complex seine Diagnose, welche sich für das „Vorhandensein von Exsudaten zwischen den Rückenmarkshäuten und der Marksubstanz und daraus entstandene organische Veränderungen“ aussprach. Er erklärte den K. für „unheilbar“, und derselbe wurde in Folge dessen mit vollem Gehalt entlassen. Alsbald siedelte K. nach seiner Vaterstadt B. auf der Insel R. über, von wo er vor Kurzem nach G. verzog, und lebt dort beschäftigungslos und sehr zurückgezogen.

Ein sicherer Gewährsmann berichtet über ihn, dass K. eines Arztes nicht bedarf, dass er dann und wann aus der Apotheke Tnct. menth. crisp. sich hole, während des Sommers hin und wieder ein warmes Bad nähme und endlich öfters gesehen würde, die Hand auf den Rücken haltend, als ob er dort Schmerz empfinde. Seinem Aussehen nach mache er keineswegs den Eindruck eines Kranken, wenngleich sein Gang etwas schleppend und schwerfällig sei, er auch häufig über Schmerz klage, welcher vom Rücken sich zur Herzgrube hinziehe und ihm eine Empfindung grosser Oppression bewirke, oft auch ein Gefühl von Taubheit in den Beinen haben wollte, welches mit Formication abwechsle. Im Uebrigen hindere sein Körperzustand den K. nicht, vielfach kleinere Reisen zu unternehmen.

Fall XXXIV. Entgleisung. Angeblich chronische Myelitis, wahrscheinlich Simulation.

Der 47jährige Heizer M. war bei einer Entgleisung in der Nacht vom 19. zum 20. August 1874 betheiligt, er meldete sofort sich krank, erweckte jedoch auch sofort den Verdacht auf Simulation.

Nach Angabe des Maschinisten, der sich mit M. auf der entgleisten Locomotive befunden hatte, wäre M. nach dem Unfall von der Maschine gestiegen, hätte sich zwischen die Schienengeleise geworfen und ausgerufen: „Nun kann ich nicht mehr“. Er sei dann in eine Wärterbude geführt und da der Unfall im Bahnhof seines Wohnortes M. passirte, in einer Droschke nach Hause befördert worden. Der Maschinist behauptet, dass M. ebensowenig, wie er selber, eine Verletzung davongetragen habe, und auch kein Anlass zu einer solchen bei dem höchst harmlosen Ereigniss sich dargeboten hätte. Trotzdem blieb M. anhaltend dem Dienste fern, ging auf einen Stock gestützt 'spazieren und gab sich sichtliche Mühe zu lahmen, auch reichte er am 14. October ejusd. ann. ein ärztliches Attest ein, dem zufolge er an heftigen Schmerzen in der Wirbelsäule besonders zwischen den Schulterblättern und im Kreuz, an Mangel des Schlafes und des Appetits leide etc. Die Bahnverwaltung verlangte peremptorisch, dass M. sich in ein Krankenhaus aufnehmen liesse; nach längerer Weigerung seinerseits geschah dieses, und es wurde zunächst constatirt, dass Appetit und Schlaf des Patienten Nichts zu wünschen übrig liessen.

Im Krankenhaus gab M. bei seiner Vernehmung am 24. Oct. ejusd. ann. an: es habe ihn der Hebel des Regulators heftig in die linke Seite geschlagen, so dass er das Bewusstsein verloren hätte und von der Maschine gefallen sei; er will alsbald Athembeschwerden empfunden haben und so heftige Kreuzschmerzen, dass er nicht hätte stehen und sitzen können, sondern das Bett hätte hüten müssen. Ausserdem habe er Schmerz und Ziehen in den Füssen bekommen, so dass er durchaus nicht ohne Stock gehen könne. Da an ihm absolut objectiv Nichts nachzuweisen war, wurde er nach einigen Wochen aus dem Krankenhaus entlassen, blieb aber auch des Weiteren aus dem Dienst. Dr. M. attestirt am 10. Dec. 1874, dass M. angäbe, das Gefühl eines bandartigen Reifens um den Leib zu haben, „dies sei schlagend für das Vorhandensein eines Rückenmarkleidens“ etc.

Am 17. Juli 1875 bekundete derselbe Arzt abermals, dass M. an „chronischer Myelitis“ leide, und dass in der rechten Lungenspitze Infiltrationen vorhanden seien. Objective sonstige Zeichen für die Rückenmarksaffection kann weder Dr. M. noch Dr. S. finden, jedoch bekundet auch Letzterer, dass M. elend aussähe, dass seine Gesichtsfarbe icterisch und seine Backen eingefallen seien. Die Verwaltung der Bahn, welche sich von der Realität des Leidens bei M. durchaus nicht überzeugen konnte, entliess ihn. M. wurde klagbar und berief sich auf das oben mitgetheilte Zeugniss des Dr. M. sowie auf ein zweites von Dr. V. ausgestelltes. Letzterer Arzt bekundet in termino, dass M. sich in sehr schlechtem Ernährungszustande befinde, einen schwächlichen Körper habe und durchaus den Eindruck eines Kranken mache. Seine Bewegungen seien zitternd und ängstlich, sein Gesichtsausdruck matt und befangen. In der Wirbelsäule, gäbe er an, bei Druck und Bewegung lebhaften Schmerz zu empfinden, auch wolle er fortgesetzt das Gefühl eines um die Brust gespannten Reifens haben, sei im Gebrauch der unteren Extremitäten behindert, die Functionen von Blase und Mastdarm seien geschwächt, das Gefühl in den Beinen sei taub. Auch dieser Arzt glaubt eine chronische Myelitis annehmen zu sollen, und es erfolgte am 28. November 1875 die Verurtheilung der Bahnverwaltung. — Gegenwärtig befindet sich M. dem Anschein und seinem gesammten Verhalten nach zu urtheilen, ausserordentlich wohl. Er betreibt Handelsgeschäfte und bekundet in keiner Hinsicht, dass er leidend sei.

Fall XXXV. Fall vom Bremssitz bei Gelegenheit einer Entgleisung. Fraglich, ob chronische Myelitis vorliege.

Bei einer Entgleisung am 3. October 1874 in M. fiel der Bremser R. angeblich vom Bremssitz, that anfänglich noch Dienst, meldete jedoch nach einigen Tagen sich krank. Genaueres über den Gang seines Leidens ist aus den Acten nicht zu ersehen. R. klagte zunächst über Rückenschmerzen, zu denen sich sehr bald lähmungsartige Schwäche in den Beinen etc. hinzugesellt haben sollte. Sein leidendes Aussehen unterstützte seine Angaben. Bei dem Fehlen aller objectiven Zeichen waren die Ansichten der begutachtenden Aerzte über ihn getheilt und kam es zum gerichtlichen Austrag der Sache. In erster Instanz wurde das Vorhandensein eines chronischen Rückenmarkleidens zwar als erwiesen angenommen, der Kläger jedoch eines Formfehlers wegen abgewiesen; das Kammergericht verurtheilte die Bahnverwaltung zur Alimentation des R. das Reichsoberhandelsgericht stellte das Erkenntniss erster Instanz wieder her.

Nach den von uns eingezogenen Erkundigungen scheint nun gerade dieser Beklagenswerthe wirklich an chronischer Myelitis zu leiden, doch war es dem Verfasser nicht möglich, Genaueres über den pp. R. festzustellen.

Fall XXXVI und **XXXVII.** Entgleisung. Zwei angeblich dabei veranlasste Fälle von chronischer Erkrankung des Rückenmarks.

Am 15. September 1874 entgleiste beim Passiren der Station O. durch Loslösung eines Radreifens ein leer hinter der Maschine laufender Packwagen, in dessen getrennten Brems- und Packmeister-Coupée (letzteres war gepolstert!) sich der Schaffner R. und der 45jährige Packmeister D. befanden. Die Entgleisung erfolgte allmählich, gewissermaassen in 3 Epochen, indem zuerst ein Rad, alsdann das zweite und später erst der ganze Wagen neben die Schienen zu laufen kam. Der Wagen verlor auch jetzt die Führung nicht, da aber der Unfall sofort auf der Locomotive bemerkt war, so kam nunmehr auch der Zug sehr bald zum Stehen. Angesichts der Geringfügigkeit dieses Unfalles, und wenn man bedenkt, dass den beiden Passagieren hinreichend Zeit bis zur vollständigen Entgleisung des Fahrzeuges gelassen wurde, sich festzuhalten, wenn man des Weiteren erwägt, dass unmittelbar nachher bei Beiden auch nicht die kleinste Spur einer äusseren Verletzung sichtbar war, so erscheint es gewiss höchst auffällig, dass dennoch bei Beiden eine schwere Läsion des Rückenmarks durch das bestandene Ereigniss bedingt sein sollte, wie es von ihnen behauptet und Seitens der Gerichtsbehörde auch als erwiesen angenommen wurde. — R. und D. klagten sofort nach dem Unfall über heftige Schmerzen im ganzen Körper, namentlich im Rücken, behaupteten, sich nicht bewegen, vor allen Dingen nicht gehen zu können und legten sich Beide, nach Hause zurückgekehrt, in's Bett. Hier fand ich den Packmeister D. unmittelbar nach seiner Rückkehr stöhnend, mit halberloschener Stimme redend, kurz, seinem Gebahren nach, in einem Zustande, als ob er seinem Ende nahe wäre. In abgerissenen Sätzen erzählte er den Hergang der Sache, allerdings drastischer (der Wagen sei umgestürzt) als derselbe in Wirklichkeit gewesen, theilte auch mit, dass er im Jahre 1873 bereits ein Mal einen Eisenbahn-Unfall (es handelte sich damals um einen Zusammenstoss) bestanden, in Folge dessen er 6 Wochen hindurch an „Nervenaufregung“ gelitten habe, und that ebenso wie seine Frau Aeusserungen, die darauf schliessen liessen, dass er sich gleich einem Märtyrer vorkäme und dass der Geldpunkt bei diesem Martyrium wohl influire: „für solchen Lohn muss man sich quälen und seine Knochen zu Markte tragen“. — Seine Reden waren derartig, dass Verfasser sich veranlasst fühlte, ihn darauf aufmerksam zu machen, dass jeder Reisende gleiche Gefahr liefe, wie ein Eisenbahn-Beamter und dass ihn Niemand gezwungen hätte, das Eisenbahnfach zu ergreifen. D. spielte nun anhaltend den schwer Kranken. Anstatt der Freude sprach sich Unmuth in seinen Zügen aus, wenn ihm ärztlicherseits zugesprochen und er über die Folgen seines Unfalls beruhigt wurde.

Seine Klagen blieben anhaltend dieselben: unerträgliche Schmerzen im Rücken, Unvermögen sich zu bewegen, z. B. sich ohne Hilfe aufzurichten, Gefühl vollständiger Ermattung und Schwäche etc. Dabei lag D. fortgesetzt im Bette, behauptend, es ausserhalb desselben nicht ertragen zu können. Objectiv festzustellende Krankheits-Symptome fehlten gänzlich, dennoch aber drängte sich dem Verfasser die Meinung auf, dass D. zwar wissentlich seine Beschwerden sehr übertreibe, dass er jedoch selber, wenigstens zum Theil, dieselben zu empfinden glaube, obgleich jeder palpable Anlass für sie ermangele.

Am 29. December ejusd. ann. wurde Verfasser beauftragt, in Gemeinschaft mit den DDr. R. und S. sich gutachtlich über D. zu äussern, und der Bericht sprach sich dahin aus, dass Explorand bei der Untersuchung eine ausserordentlich heftige psychische Erregung bekundet habe; flüchtige Röthe habe das Gesicht überzogen, das Auge unruhig und scheu geblickt, der Puls sei in enormer Weise beschleunigt gewesen, ohne dass irgend ein Grund sonst für die letztere Erscheinung aufzufinden. Die Klagen D.'s beschränkten sich auf fortwährende Schmerzempfindung im Hinterkopf und Genick, Schlaflosigkeit und heftigen Schmerz im Rücken vom 9. Brustwirbel abwärts bis zum Kreuzbein. Dieser Schmerz träte auf Druck, sowie spontan bei Bewegung auf und hindere in hohem Grade das Gehen: nur durch festes Aufliegen des Rückens werde er gemildert, weshalb Explorand gezwungen sei, fast ausschliesslich die Rückenlage auf dem Sopha innezuhalten.

Ausserdem behauptete er, zu beiden Seiten der Wirbelsäule vom Kreuz aufwärts bis zwischen den Schulterblättern Empfindungslosigkeit zu haben, eine Erscheinung, die er kurz zuvor noch nicht angegeben hatte. Auf Nadelstiche an den bezeichneten Partien reagirte er nicht, wohl aber zuckte er bei unerwarteter Berührung mit der Hand an einer der betreffenden Stellen zusammen. Bei Prüfung der Empfindlichkeit der Wirbelsäule auf verschieden stark ausgeübten Druck, werden auch Stellen, an denen eben angeblich noch volle Anästhesie vorhanden war, leise berührt, und jetzt giebt Explorand an, diese Berührung zu empfinden. Ueberhaupt mussten die Angaben des D. um so vorsichtiger aufgenommen werden, als er sich bei den untersuchenden Aerzten als ein Mann bekundete, der es überall mit der Wahrheit nicht genau nahm. Sonstige Störungen der Sensibilität waren nicht aufzufinden, desgleichen fehlten solche im Bereiche der Motilität. Eine Alteration des Ganges war nicht vorhanden, auffällig war nur die stark vornübergebeugte Haltung des Oberkörpers beim Gehen und Stehen, wie bei Jemandem, der an acutem Rheumatismus der Lendenmuskeln leidet, nur dass die Körperhaltung bei D. so ausserordentlich gezwungen erschien, dass man sich auch hier dem Eindruck des Gemachten nicht entziehen konnte. Der allgemeine Ernährungszustand war recht gut, die Gesichtsfarbe frisch und gesund. In Widerspruch hiermit wollte D. an Appetitlosigkeit und Verdauungsstörungen leiden. In der Unterhaltung verrieth er niemals Besorgniss über seinen Körperzustand, wohl jedoch Besorgniss, dass sein Zustand nicht schlimm genug angesehen werde. Nach Allem glaubten die Experten das Vorhandensein einer anatomischen Läsion des Rückenmarks und seiner Häute definitiv ausschliessen zu müssen. Der angeblich vorhandene so überaus intensive Rückenschmerz würde nur durch eine entzündliche Reizung der Häute oder der sehnigen und knöchernen Gebilde der Wirbelsäule zu erklären gewesen sein, dieser Annahme aber widersprach die stark vornübergebeugte Haltung und der Umstand, dass festes Anlehnen oder Aufliegen des Rückens den Schmerz erleichtern sollte. „Es bliebe somit, falls wissentliche Täuschung auszuschliessen wäre, nur übrig anzunehmen, dass „Hyperästhesie des Rückenmarks“ vorläge.“

Das Gutachten lautete dahin, dass 1) der betreffende Unfall, seiner ganzen Beschaffenheit nach, kaum geeignet gewesen wäre, bei Einem der dabei Betheiligten eine ernste Beschädigung zu bewirken, dass 2) D. sein Leiden entschieden übertreibe, und bei gutem Willen und dem Bestreben, sich von Selbsttäuschung fern zu halten, wohl im Stande sein dürfte, leichterer Thätigkeit nachzugehen; dass endlich 3) gerade hierdurch und durch Belebung seiner Willenskraft eine baldige Besserung resp. volle Genesung zu erwarten sei. —

D. blieb hartnäckig bei seiner Weigerung Dienst zu thun. Er liess sich von verschiedenen Aerzten, auch unter Anderem mit der Electricität behandeln, gebrauchte im Sommer 1875, angeblich ohne Besserung zu finden, eine Badekur in Teplitz, sandte d. d. 12. März 1876 ein Attest ein: „dass er an lebhafter Schmerzhaftigkeit der ganzen Wirbelsäule leide, die ihm das Gehen nur in gebeugter Haltung auf kurze Strecken gestatte“, d. d. 4. Juli ejusd. ann. ein anderes, welches: „lähmungsartige Schwäche der Unterextremitäten und grosse Schmerzhaftigkeit der Wirbelsäule“ constatirte, d. d. 28. Juli endlich ein drittes, demzufolge eine „Verschlimmerung des Zustandes eingetreten sei und er an heftigen Schmerzen im Hinterkopf leide“. —

D. verliess Berlin Anfangs 1877, ging in seinen Heimathsort B. von wo im November 1877 die DDr. A. M. und S. über ihn berichten, dass er kräftig und wohlgenährt, von etwas bleicher Gesichtsfarbe und leidendem Ausdruck sei, dass er hauptsächlich über Schmerz im Rücken, ferner im Kopf und im Nacken klage, auch in allen anderen Körpertheilen nicht selten Schmerz empfinden wolle. Bei der Untersuchung ergäbe sich, dass die Wirbelsäule vom 4. oder 5. Brustwirbel bis zum Kreuzbein schmerzhaft sei, besonders bei Druck und Klopfen auf die Dornfortsätze. Im mittleren und unteren Brusttheil prominire die Wirbelsäule nach Hinten, im Lendentheil etwas nach Vorn. Die Difformität scheine durch Anschwellung einzelner Dornfortsätze, deren Contouren sich nicht überall deutlich gegen einander abgrenzten, hauptsächlich bedingt zu sein. Dieser Krümmung des Rückens entsprechend sei die Haltung des D. im Sitzen, wenn er sich nicht anlehne, was er gewöhnlich thue. Beim Stehen und Gehen sei die Haltung eine ganz eigenthümlich gebückte, Aufstehen und Niedersetzen falle ihm schwer. „Seine Bewegungen, so heisst es in dem Gutachten, sind so sonderbare, dass wir nicht glauben können, sie seien nur künstlich gemachte“. Beim Gehen ziehe D. das linke Bein nach und benutze es weniger als das rechte. Zu beiden Seiten der Wirbelsäule ist entsprechend den schmerzhaften Partien Anästhesie vorhanden; diese dehne sich auf das ganze linke Bein aus. — „Wir glauben, sagen die Experten, uns von diesem Verhalten auf das Bestimmteste überzeugt zu haben und, wenn auch nicht Uebertreibungen Seitens des D., doch vollständige Täuschung unsererseits ausschliessen zu können. D. behauptet ausserdem, dass er nicht im Stande sei, den Urin zu halten, doch scheint auch dieses nur auf einer gewissen Empfindungslosigkeit der Blase zu beruhen, da D. den Urin nicht halten kann, jedoch keinen Harndrang fühlt und in Folge dessen der Harn, wenn die Blase überfüllt ist, unfreiwillig abfliesst, aber auch willkürlich entleert werden kann.

Schliesslich sprechen sich die Experten dahin aus, dass D. sein Leiden wohl zu übertreiben scheine, dass er hingegen in Wirklichkeit zu leidend sei, um seinen Dienst zu versehen.

Die Diagnose lautete auf: „Entzündung der Umhüllungen des Rückenmarks, zumal der Häute, aber auch der Wirbelkörper“. —

In Folge dessen wurde D. mit vollem Gehalte entlassen. Gegenwärtig lebt D. in B., behauptet zwar sehr angegriffen und schwach zu sein, auch ohne Stütze nicht gehen zu können, sieht aber frisch und gesund aus. „In der Unterhaltung, so berichtet ein sicherer Gewährsmann neuerdings, kam es mir übrigens so vor, als ob D. seinen Zustand gern recht schlimm hinstellen möchte; denn sein Auge, welches noch eben matt und leidend blickte, leuchtete kräftig und vergnügt, wenn wir von anderen Dingen sprachen.“

Der Schaffner R., Leidensgefährte D.'s, erklärte sich gleich diesem sofort nach dem Unfall krank, bezeichnete sich alsbald „als einen bemitleidenswerthen Krüppel“, etablirte aber, trotzdem seiner Angabe nach auch seine Frau siech und elend sei, 2 Monate nach dem Unfall ein kleines kaufmännisches Geschäft, in welchem er selber, wie Verfasser sich zu überzeugen Gelegenheit hatte, thätig war. Die Krankheitserscheinungen, die R. darbot, und über welche er anhaltend klagte, bestanden seiner Angabe zufolge in heftigen

Schmerzen und grosser Steifigkeit im Rücken, Unruhe in den Beinen, einem Gefühl absoluter Hinfälligkeit und Schwäche, so dass er vollständig unfähig sei zu jeder Arbeit. Objectiv wurden diese Angaben durch Nichts unterstützt; R.'s Körperhaltung war gebeugt, der Gesichtsausdruck trübe, die Bewegungen erfolgten für gewöhnlich langsam und zögernd, gingen jedoch bei der Erregung energisch von Statten, er bediente sich beim Gehen eines Stockes, bot jedoch im Gange selber keine Unsicherheit dar. Sein Habitus war kräftig, die Gesichtsfarbe frisch und gesund. Ausser den sich stets wiederholenden Klagen bekundete er selber keine sonstige Störung seines Allgemeinbefindens zu haben, weder in Bezug der Verdauung und des Schlafes, noch in den Functionen der Sinnesorgane. Befragt, womit er sich beschäftige, gab er an: er gehe den ganzen Tag spazieren, arbeiten könne er nicht, und aufmerksam darauf gemacht, ob ihn das anhaltende Spazierengehen nicht ermüde, erwiederte er: er müsse sich öfters hinsetzen, aber sitzen könne er auch nicht lange wegen der Unruhe in den Beinen. —

Nachdem trotz entsprechender Behandlung die Klagen des R. stets dieselben blieben, und da er auch den ärztlichen Anordnungen durchaus nicht nachkam, hielt Verfasser, dem damals die Behandlung des R. oblag, für um so richtiger, ihn einer Krankenhausbehandlung zu überweisen, als die Wohnung des angeblich Kranken, parterre in einem neuerbauten Hause belegen, feucht, dunkel und ungesund war, auch das vielfache Herumstehen in dem kalten Laden für ihn nicht dienlich sein konnte. Auch dieser Anordnung setzte R. hartnäckigsten Widerstand entgegen, und erst als Seitens der Bahnverwaltung ihm mit sofortiger Entlassung gedroht wurde, und nachdem es ihm gelungen war sein Geschäft zu verkaufen, bequemte er sich, in die betreffende Anstalt einzutreten, wo er durch die lügnerische Behauptung: „es sei an dem Wagen, in welchem er sich am 15. September 1874 befunden, eine Axe gebrochen, das Bruchstück sei durch den Boden des Coupées gedrungen und habe ihn im Rücken getroffen", von vornherein dem behandelnden Arzte die Entstehung einer schweren Läsion des Rückenmarks wahrscheinlich zu machen wusste. Gestützt auf das Zeugniss dieses Experten, welcher den Angaben des R. auch in allen anderen Beziehungen Glauben beimessen zu dürfen glaubte, und die rein subjectiven Beschwerden als thatsächlich erwiesene hinstellte — (der betreffende Arzt constatirt ausdrücklich, dass die objective Untersuchung Nichts nachweise, was die Angaben des R. bestätige, „der Gang sei sicher und fest, die Muskelbewegungen erfolgten präcise, Störungen der Sensibilität seien gleichfalls nicht vorhanden" etc.) strengte R. die Klage gegen die Bahn-Verwaltung an. Er selber hatte sich inzwischen in seinen Heimathsort E. in der Nähe von W. begeben, von wo er zu dem am 27. Mai 1876 stattfindenden Termin zur Vernehmung der Sachverständigen sich an der Gerichtsstelle einfand, und zwar hatte er die Entfernung bis W. ($1^1/_2$ Meilen) zu Fuss, die Tour von W. (14 Meilen) per Eisenbahn in IV. Wagenklasse zurückgelegt, bekundete auch die Absicht, in gleicher Weise am nämlichen Tage in seine Heimath zurückzukehren, eine körperliche Leistung, die bei einem seit zwei Jahren mit einem ernsten Rückenmarksleiden Behafteten und durch solches erwerbsunfähig Gewordenen gewiss höchst anerkennungswerth erscheint. Dr. D. bekundete in termino, dass zwar das Aussehen des R. gesund, der Habitus kräftig, jedoch der Puls klein und beschleunigt sei. R. klage über Schmerz und Steifigkeit im Rücken und im linken Oberschenkel, über das Gefühl grosser Hinfälligkeit und Schwäche, über Eingenommenheit des Kopfes und unruhigen Schlaf; sein Gang sei schwankend, die Haltung gebeugt, er bediene sich eines Stockes beim Gehen. Druck auf die Wirbelsäule sei nirgends empfindlich, überhaupt könne die ärztliche Untersuchung objectiv nichts Krankhaftes feststellen, trotzdem sei R. doch wohl kein Simulant, wenngleich sein Zustand nicht so schlimm sei, wie er ihn mache etc."

Die Verwaltung verlor den Prozess. R. verzog nach W. Ueber seinen gegenwärtigen Körperzustand liess sich sichere Auskunft nicht erlangen. R. lebt, nach Auskunft der Ortsbehörde, sehr still und zurückgezogen und betreibt keinerlei Geschäft, doch ist in seiner äusseren Erscheinung etwas Krankhaftes an ihm nicht wahrzunehmen. —

Fall XXXVIII. Zweimalige Entgleisung. Angeblich chronisches Leiden des Rückenmarks.

Der 31. jährige Locomotivführer B. ein zu Gewaltthätigkeiten und zum Trunke geneigter Mann, welcher vielfach an Congestionen nach dem Kopf, rheumatischen Schmerzen etc. litt, entgleiste am 18. März 1873 mit seiner Maschine und blieb wegen augeblich bei dem Unfall acquirirter Kopf- und Kreuzschmerzen 7 Wochen seinem Dienste fern. In der Nacht vom 23. zum 24. Februar 1876 passirte B. eine durch Hochwasser gefährdete Stelle des Bahndammes bei B. mit einem Zuge in langsamster Gangart (cfr. Fall VI.). Plötzlich bemerkte er, dass der letzte Wagen seines Zuges sich allmählich auf die Seite legte; er brachte sofort die Locomotive zum Stehen, welche jetzt gleichfalls sich auf die Seite zu neigen begann, da der Damm nach dieser zusammensank. B. sprang nunmehr eilends auf den stehenbleibenden Theil des Bahnkörpers herunter, wobei er nicht etwa fiel oder sonst wie eine äussere Beschädigung davontrug. Er meldete alsbald sich krank, weil er in Folge des Schrecks und der Erkältung an allgemeiner Abgeschlagenheit und Schmerzen im Rücken leide. — Eine genauere ärztliche Untersuchung des B. fand erst am 29. August ejusd. ann. statt. Dr. Pf. theilte in seinem betreffenden Atteste mit, dass B. ein starkknochiger, muskulöser, mit gutem Fettpolster versehener Mann sei. Er klage über Schmerz im Rücken, vorzüglich in der Lendengegend, Kopfschmerz, Schwindel, Schwächegefühl in Armen und Beinen, Stuhlverstopfnng und Schlaflosigkeit. Objectiv ergäbe sich Nichts! — Am 9. November ejusd. ann. berichtet Dr. M., dass die Hauptklage des B. sich auf einen sehr intensiven Kopfschmerz bezöge, der ihm Nachts die Ruhe störe, und dass seine Augen stark injicirt seien.

B. ging im Sommer 1877 nach Rehme. Von dort bekundete Dr. Br. dass B. einen schwerfälligen Gang habe, dass allgemeine paralytische Schwäche, Zittern der Glieder, Schmerz im Rücken, Schlaflosigkeit, Abmagerung, hartnäckige Verstopfung, kurz die Zeichen einer chronischen Myelitis bei ihm vorhanden seien, und dass das Leiden zurückgeführt werden müsse auf einen Bluterguss im Rückenmark oder in den Häuten. In ähnlicher Weise sprachen sich die DDr. B. K. und M. d. d. 5. September 1877 aus, nur dass

B. jetzt bei Druck an zwei Punkten der Wirbelsäule und zwar zwischen den Schulterblättern und oberhalb des zweiten Lendenwirbels grosse Schmerzhaftigkeit haben wollte und bei geschlossenen Augen stark zu taumeln anfinge. —

B. wurde mit vollem Gehalt entlassen und zog sich in seine Heimath nach W. im Harz zurück. — Von dort erfahren wir, dass B. ein kräftiger und blühend aussehender Mann ist, der nur hin und wieder gegen seine Freunde über Rheumatismus klage, welchen er sich bei jenem Eisenbahn-Unfall zugezogen haben will. Fälschlicherweise behauptet er nämlich seinen Bekannten gegenüber, dass er bei jenem Ereigniss in's Wasser gefallen und an der Unfallsstätte mehrere Stunden liegen geblieben sei, wodurch er sich das Leiden zugezogen habe. Im Uebrigen zeigt er sich als durchaus gesunder Mann, bei dem namentlich von einem Leiden des Rückenmarks auch nicht die mindeste Spur aufzufinden ist. —

Der eigenthümlichen Wirkungen, welche der Shock auf das gesammte Nervensystem ausübt, haben wir oben bereits gedacht. Wir bemerkten, wie derselbe, auch bei Abwesenheit jeder anatomischen Läsion, bei Eisenbahnunfällen relativ häufig sich geltend mache und an und für sich leicht eine höchst nachtheilige Reizbarkeit und Schwäche veranlassen könne. Obgleich nun die im Fahrdienst der Eisenbahnen angestellten Beamten von Hause aus gesunde und kräftige Männer sind, von denen man glauben sollte, dass sie dem Angriff des Shock besonders gut zu widerstehen vermöchten, so ist dieses dennoch keineswegs der Fall, im Gegentheil findet sich gerade bei ihnen eine besondere Empfänglichkeit für denselben und zwar in Folge einer durch ihren Beruf selber bedingten Prädisposition! —

Ein Locomotivführer durchmisst jährlich 6—10,000 Meilen. Er legt diese enorme Strecke auf der Maschine stehend zurück und erfährt ausser anderen nachtheiligen Einwirkungen dabei andauernd sehr heftige Erschütterungen des Körpers, welche sich durch die unteren Extremitäten zunächst auf das Rückgrat fortpflanzen, während die ungemein starken Geräusche, von denen er unaufhörlich umgeben ist, auf das Gehör und durch dieses auf das Gehirn höchst ungünstig einwirken. Die sonst im Fahrdienst Beschäftigten (Schaffner, Bremser etc.) erleiden, entsprechend der besseren Federung der Wagen und theilweisen Polsterung der Sitze, zwar weniger intensive Erschütterungen des Rückenmarks, werden dafür aber desto übler durch das schnurrende Zittern der Bremsen belästigt, welches sich direct auf die Wirbelsäule überträgt. Hierzu gesellen sich häufige Uebermüdungen, die mit fortgesetztem Reisen verbundene starke nervöse Erregung, sowie ein meist zum Bedürfniss gewordener Genuss geistiger Getränke.

Durch den Einfluss dieser Berufsschädlichkeiten entsteht nun bei den Beamten des Maschinen- und Fahrdienstes eine nach individuellen Verschiedenheiten mehr oder weniger deutlich ausgesprochene Irritation der Nervencentra[1]), welche im gewöhnlichen Laufe der Dinge allerdings erst nach sehr geraumer und angestrengter Dienstzeit deutlicher zu Tage tritt[2]), unter der Einwirkung einer äusseren Gewalt aber oder auch nur des Shock, vorzeitig und in sehr gesteigertem Grade sich bemerklich machen kann. Nach Beschaffenheit der schädlichen Einflüsse und gemäss der directeren Beziehung derselben zum Rückenmark prävaliren in den hierher gehörigen Fällen fast stets in hervorragender Weise die spinalen Symptome, selten nur, wie im Fall VII die cerebralen, letztere alsdann in Form tiefer hysterischer Verstimmung (cfr. pag. 31). Und wenn das Gewaltsame, Plötzliche und Schreckenerregende, was mit den Unfällen auf Eisenbahnen verknüpft ist, niemals verfehlt, auf Jeden der dabei Betheiligten einen tiefen und dauernden Eindruck auszuüben, so wird unter den obwaltenden Verhältnissen bei den im Fahrdienst Angestellten diese Wirkung leicht um so nachhaltiger sich geltend machen, als die Betreffenden sich bewusst sind, mehr wie jeder Andere dem wiederholten Eintritt eines derartigen Ereignisses ausgesetzt zu sein.

Sehr bezeichnend sind in Bezug hierauf die Auslassungen des Locomotivführers St. (cfr. Fall XX), dem nach dem betreffenden

---

[1]) cf. M. M. Freiheir von Weber: die Gefährdungen des Personals beim Maschinen- und Fahrdienst der Eisenbahnen. Eine Denkschrift. Leipzig 1862.

[2]) ibid. pag. 34.

Unfall schon das Pfeifen der Locomotive Zittern und Beben in allen Gliedern bewirkte und der unter keinen Umständen sein Amt wieder antreten zu können vorgab, weil ihm geradezu davor schaudere. Ein so gesteigerter Affect, noch dazu bei einem an rauhe Thätigkeit Gewöhnten, hat etwas Psychopathisches, beeinflusst sicherlich in hohem Grade die Freiheit des Willens und stellt im Zusammenhange mit dem sonstigen Befunde einen so besonderen und eigenthümlichen Zustand dar, dass es gerechtfertigt erscheinen dürfte, denselben als einen ganz specifischen und zwar als den einer „Siderodromophobie" aufzufassen und zu bezeichnen.

Unter Siderodromophobie hätten wir demgemäss eine mehr oder weniger hochgradige, mit allgemeiner hysterischer Verstimmnng und krankhafter Abneigung gegen die gewohnte Thätigkeit verbundene spinale Irritation zu verstehen, welche unter Einwirkung des Shock bei den im Maschinen- und Fahrdienst der Eisenbahnen Angestellten sich aus einer durch ihren Beruf selber bedingten Krankheitsanlage entwickelt.

Ob nun diese Irritation der Nervencentra, insonderheit des Rückenmarks zurückzuführen ist auf Congestionszustände oder auf dynamisch-innervirte Reizung, bleibe dahingestellt; hier genüge es, einer Thatsache Erwähnung gethan zu haben, welche wohl geeignet ist, uns Aufklärung in vieler Hinsicht zu gewähren.

Als Hauptsymptom der spinalen Irritation [1]) ist der Rückenschmerz zu betrachten. Derselbe kann sowohl spontan, als auch bei Druck auf die Dornfortsätze und bei Bewegung auftreten, er nimmt nicht selten eine grosse Heftigkeit an und ist oft schwer von dem der organischen Wirbel- und Rückenmarks-Krankheiten zu unterscheiden. Häufig erscheint er mehr als eine eigenthümliche Empfindlichkeit („spinal tenderness"), welche leise Berührung weniger gut als starken gleichmässigen Druck ertragen lässt. Kranke mit entzündlichen Affectionen der Wirbelsäule meiden die Rückenlage und festes Anlehnen, die mit spinaler Irritation Behafteten finden ihren Zustand hierbei erträglicher, und während Jene bemüht sind, bei Körperbewegungen die Wirbelsäule gerade und

[1]) cf. Leyden l. c. Bd 2. pag. 3 ff.

steif zu halten, gehen diese fast immer mit gekrümmtem Rücken einher. Gewöhnlich ist der Schmerz bei der Spinal-Irritation auf einen bestimmten Punkt, meist zwischen den Schultern oder in der Kreuzgegend beschränkt und dehnt sich von dort auf den Nacken und den Hinterkopf aus, selten wechselt er seinen Sitz, dagegen gesellen sich gern neuritische Schmerzen zu ihm, die in die unteren Extremitäten oder auch ringförmig um den Leib ausstrahlen. Letztere Complication bewirkt besonders leicht diagnostische Irrthümer, da vielfach das Gürtelgefühl als pathognomonisch für Myelitis angenommen wird. Gleichzeitig mit dem Rückenschmerz stellen sich in einzelnen Fällen drückende und stechende Empfindungen in der Brust mit dem Gefühl der Angst und Beklemmung ein, zu denen Herzklopfen und Kurzathmigkeit, besonders nach Muskelanstrengung hinzutritt. Auch motorische Erscheinungen machen sich geltend. Die Bewegungen der oberen, mehr jedoch die der unteren Extremitäten, sind zwar an sich frei, jedoch schwerfällig.

Die Kranken klagen über ein Gefühl von Schwäche und Verlahmung in den Armen und Beinen und über Unsicherheit beim Gehen, sie treten ziemlich fest auf, können jedoch nur kürzere Strecken zurücklegen.

Selbst lähmungsartige Erscheinungen schwererer Art sind bei Zuständen einfacher Spinalirritation beobachtet worden; wir brauchen hier nur an die hysterischen Lähmungsformen zu erinnern, unter welchen die Paraplegie am Leichtesten zur irrthümlichen Annahme organischer Erkrankung des Rückenmarks veranlassen kann.

Anästhesie oder Hyperästhesie der Haut kommt häufig zur Beobachtung, besonders aber Formication, sowie das Gefühl der Erstarrung in den Extremitäten. — Abmagerung der Muskeln tritt meist erst nach sehr langem Bestehen des Leidens und dann wohl lediglich in Folge des Nichtgebrauches derselben auf. Häufiger sind gastrische Störungen, hartnäckige Flatulenz, auch Harnverhaltung und ein gewisser Schwächezustand der Blase, Kopfschmerz, Schwindel, Schlaflosigkeit, vorzüglich eine reizbare, oft weinerliche und gedrückte Gemüthsstimmung, kurz sonstige Zeichen der allgemeinen Nervosität, welche bei organischen Rückenmarksleiden fehlen. Die Potenz ist meist herabgesetzt oder ermangelt gänzlich, allein wohl schon in Folge der psychischen Verstimmung. Das Aussehen pflegt blass und elend, der Ernährungszustand jedoch meist ein ziemlich guter zu sein, auch bessert sich nicht selten im weiteren Verlauf das Allgemeinbefinden unter Fortbestand der spinalen Symptome.

Ein gewisses Bestreben, ihre Leiden schlimmer hinzustellen, als sie sind, und in der Darstellung ihrer Beschwerden einer übergeschäftigen Phantasie freien Spielraum zu gewähren, tritt bei derartigen Kranken häufig deutlich zu Tage. Der Verlauf des Leidens ist schleppend und wechselvoll, von psychischen Eindrücken in hohem Grade beeinflusst, kann es jedoch bei schlaffen energielosen Menschen sehr hartnäckig werden und eine grosse Intensität erreichen.

Es wird erzählt, dass Peter Frank, als er die Lehre von den Herzkrankheiten bearbeitete, in so heftige Palpitationen mit intermittirendem Pulse verfiel, dass er an einem Aneurysma zu leiden glaubte, und es beweist diese Mittheilung nur die auch sonst hinlänglich erwiesene Thatsache, welchen ausserordentlichen Einfluss eine bestimmte Richtung des Geistes auf körperliche Zustände ausüben kann. Auch dieses Umstandes müssen wir gedenken!

Wenn Jemand — um ein sehr einfaches, weil auf rein mechanischen Momenten beruhendes Beispiel hier anzuführen, welches jedoch für uns von besonderer Wichtigkeit ist! — in der fälschlichen Annahme, seinen Rücken nicht gerade halten zu können, die seiner Intention entsprechende fehlerhafte Körperhaltung Monate hindurch bewahrt, so werden durch den einseitigen Muskelzug zuletzt organische Veränderungen an der Wirbelsäule und Verkrümmung derselben veranlasst werden (cfr. Fall XXIX und XXXVI) und dieses wird um so leichter geschehen, je mehr durch Unthätigkeit, anhaltendes Stillsitzen etc. die Rückenmuskeln im Allgemeinen geschwächt sind. —

Unmittelbar nach überstandener Katastrophe wird der zu Siderodromophobie Prädisponirte sich in Folge des Shock im ganzen Körper wie zerschlagen fühlen. Von allerlei abnormen Sensationen, besonders solchen, die auf einen spinalen Ursprung deuten, geplagt, und der geistigen Energie beraubt, wird er über seinen Zustand selber getäuscht, sich leicht für ernstlicher beschädigt halten und das Bild, welches er zunächst darbietet, wird auch den Arzt geneigt machen, diese Meinung zu theilen (cfr. pag. 12). In einigen Tagen verlieren sich nun zwar zumeist die ersten Wirkungen des Shock, doch beginnen dafür jetzt die Erscheinungen der Siderodromophobie wirksam zu werden, die nicht unwesentliche Unterstützung finden durch die Erwägung der bei fortbestehender Arbeitsunfähigkeit sich aus dem Gesetz ergebenden Vortheile, durch Lust am Müssiggange etc. Sehr bald machen sich auch die schädlichen Folgen der Ruhe und der Unthätigkeit bemerklich, zumal es sich hier um Individuen handelt, welche gewöhnt sind, ein sehr unruhiges und bewegtes Leben zu führen. Trug und Selbstbetrug gehen nunmehr Hand in Hand, und es wird zumeist kaum möglich sein, die Grenze zwischen beiden festzustellen.

In früherer Zeit nun, wo die Verpflichtung der Eisenbahn-Unternehmer zur Entschädigung bei Körperverletzungen im Bahnbetrieb, wie wir in der Einleitung erwähnten, eine beschränktere, auch keineswegs eine so allgemein bekannte war, zwang die Sorge um die Existenz den mit Siderodromophobie Behafteten, mit Aufgebot aller Kraft, die psychische Verstimmung zu überwinden und trotz heftigsten Widerstrebens die gewohnte Thätigkeit wieder aufzunehmen. Gerade hierdurch aber erstarkte er auf's Neue und überwand auch die durch den Shock momentan gesteigerte spinale Irritation, während die veränderte Gesetzeslage jetzt vielfach, anstatt dem wirklich Geschädigten sich hilfreich zu erweisen, den keineswegs schon Arbeitsunfähigen in Unthätigkeit, demnächst aber auch in immer tiefere körperliche und geistige Verstimmung versinken lässt.

So erklärt sich in einfachster Weise die von uns constatirte Thatsache, dass mit Emanation des Haftpflichtgesetzes sich die Zahl der Eisenbahn-Invaliden so ausserordentlich vermehrte, so auch der Umstand, dass Fälle von vermeintlicher Läsion des Rückenmarks fast ausschliesslich bei Mitgliedern des Maschinen- und Fahrpersonals der Eisenbahnen und äusserst selten nur auf Seiten des reisenden Publikums zur Beobachtung kamen.

Der missbräuchlichen Inanspruchnahme des Gesetzes aber, wie solche erwiesenermassen häufig geglückt ist, wirksam entgegen zu treten, erscheint ebenso im Interesse der Humanität, wie auch des allgemeinen Wohl's geboten! —

Wenn wir nunmehr an der Hand der vorstehenden Erörterungen die in Abtheilung III des letzten Abschnittes gebrachten casuistischen Mittheilungen noch ein Mal prüfen, so finden wir unter denselben 4 Mal deutlich ausgesprochene Siderodromophobie

(Fall XXXI, XXXIII, XXXVI, XXXVII), 3 Mal lagen organische Krankheiten und zwar in zwei Fällen: chronische Lungenleiden (Fall XXIX und XXXII), in einem (Fall XXXV) chronische Myelitis vor, 7 Mal dürfte es sich der Hauptsache nach um Simulation gehandelt haben (Fall XXV, XXVI, XXVII, XXVIII, XXX, XXXIV und XXXVIII), wenngleich auch mit dieser ein jedoch nur geringerer Grad von Siderodromophobie verbunden war.

Als Quintessenz aber unserer Untersuchung möchten wir zum Schluss folgende kurze Sätze noch ein Mal wiederholen:

1. Anatomische Läsionen des Rückenmarks können bei Eisenbahnunfällen durch örtliche Einwirkung eines Trauma, von welcher allemal äusserlich sichtbare Spuren zurückbleiben müssen, oder in Form der recht eigentlichen „railway-spine“ ausschliesslich bei Zusammenstössen, jedoch bei diesen nur dann veranlasst werden, wenn der Betreffende dem Punkte des Zusammenstosses den Rücken zukehrte.
2. Die Verletzungen des Rückenmarks und seiner Häute, welche bei Eisenbahnunfällen entstehen, neigen, wenn sie nicht alsbald und unter schweren Erscheinungen zum Tode führen, meist dazu den Ausgang in relative Genesung zu nehmen, so dass zwar die Arbeitsfähigkeit nie in früherer Weise, jedoch in beschränkter Art und ein leidliches Wohlbefinden wiedergewonnen werden können.
3. Sehr häufig wird bei Eisenbahnbeamten in Folge eines bestandenen Eisenbahnunfalles eine krankhafte körperliche und geistige Verstimmung, die Siderodromophobie, veranlasst, welche hauptsächlich in einer „spinalen Irritation“ zum Ausdruck gelangt und ausserordentlich leicht zu Verwechselungen mit anatomischen Läsionen des Rückenmarks Veranlassung giebt.
4. Zweckbewusste Simulationen sind bei Solchen, welche bei einem Eisenbahnunfall betheiligt waren, in Folge der neueren Gesetzbestimmung, ausnehmend häufig geworden und es werden theils ältere Leiden fälschlich als durch den Unfall veranlasste, theils aber wirklich dabei acquirirte Beschädigungen als schlimmer und bedeutungsvoller hingestellt.

5. Einmalige, selbst öfters wiederholte Untersuchung berechtigt in den hierher gehörigen Fällen den Arzt niemals, ein Urtheil abzugeben. Hierzu bedarf es langer und sorgfältiger Beobachtung des angeblich Verletzten, genauer Feststellung in Bezug auf den körperlichen Zustand desselben in früherer Zeit, sowie einer gewissenhaften Erwägung aller auf den betreffenden Fall bezüglicher, auch der nicht rein wissenschaftlichen Momente. —

FSC
www.fsc.org
MIX
Papier | Fördert gute Waldnutzung
FSC® C083411

Zeitfracht Medien GmbH
Ferdinand-Jühlke-Straße 7
99095 Erfurt, Deutschland
produktsicherheit@kolibri360.de